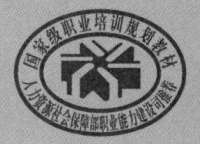
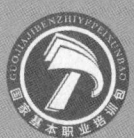

国家职业技能等级认定培训教程
国家基本职业培训包教材资源

眼镜验光员

（基础知识）

编审委员会

主　任	刘　康	张　斌				
副主任	荣庆华	冯　政				
委　员	葛恒双	赵　欢	王小兵	张灵芝	吕红文	张晓燕	贾成千
	高　文	瞿伟洁				

本书编审人员

主　编	王海英	宋慧琴			
编　委	王海英	宋慧琴	杨智宽	蒋伟忠	孟建国	杨建荣
审　稿	齐　备	刘多宁	蓝金康	秦英瑞	任文雅

中国人力资源和社会保障出版集团

中国劳动社会保障出版社　　中国人事出版社

图书在版编目(CIP)数据

眼镜验光员:基础知识/中国就业培训技术指导中心组织编写. -- 北京:中国劳动社会保障出版社:中国人事出版社,2020

国家职业技能等级认定培训教程

ISBN 978-7-5167-4520-5

Ⅰ.①眼… Ⅱ.①中… Ⅲ.①眼镜检法-职业技能-鉴定-教材 Ⅳ.①R778.2

中国版本图书馆 CIP 数据核字(2020)第 207220 号

中国劳动社会保障出版社
中国人事出版社 出版发行

(北京市惠新东街1号 邮政编码:100029)

*

三河市华骏印务包装有限公司印刷装订 新华书店经销

787 毫米×1092 毫米 16 开本 13 印张 212 千字
2020 年 12 月第 1 版 2023 年 8 月第 5 次印刷
定价:39.00 元

营销中心电话:400-606-6496
出版社网址:http://www.class.com.cn

版权专有 侵权必究

如有印装差错,请与本社联系调换:(010)81211666
我社将与版权执法机关配合,大力打击盗印、销售和使用盗版图书活动,敬请广大读者协助举报,经查实将给予举报者奖励。
举报电话:(010)64954652

前　言

为加快建立劳动者终身职业技能培训制度，大力实施职业技能提升行动，全面推行职业技能等级制度，推进技能人才评价制度改革，促进国家基本职业培训包制度与职业技能等级认定制度的有效衔接，进一步规范培训管理，提高培训质量，中国就业培训技术指导中心组织有关专家在《眼镜验光员国家职业技能标准（2018年版）》（以下简称《标准》）制定工作基础上，编写了眼镜验光员国家职业技能等级认定培训教程（以下简称等级教程）。

眼镜验光员等级教程紧贴《标准》要求编写，内容上突出职业能力优先的编写原则，结构上按照职业功能模块分级别编写。该等级教程共包括《眼镜验光员（基础知识）》《眼镜验光员（初级）》《眼镜验光员（中级）》《眼镜验光员（高级）》《眼镜验光员（技师　高级技师）》5本。《眼镜验光员（基础知识）》是各级别眼镜验光员均需掌握的基础知识，其他各级别教程内容分别包括各级别眼镜验光员应掌握的理论知识和操作技能。

本书是眼镜验光员等级教程中的一本，是职业技能等级认定推荐教程，也是职业技能等级认定题库开发的重要依据，已纳入国家基本职业培训包教材资源，适用于职业技能等级认定培训和中短期职业技能培训。

本书在编写过程中得到中国眼镜协会、天津职业大学等单位的大力支持与协助，在此一并表示衷心感谢。

中国就业培训技术指导中心

目 录 CONTENTS

培训模块一　职业道德与法律法规 ⋯⋯⋯⋯⋯⋯⋯⋯⋯⋯⋯⋯⋯⋯⋯⋯⋯⋯⋯⋯ 1
　培训项目1　职业道德与职业守则 ⋯⋯⋯⋯⋯⋯⋯⋯⋯⋯⋯⋯⋯⋯⋯⋯⋯⋯⋯⋯ 3
　培训项目2　相关法律法规知识 ⋯⋯⋯⋯⋯⋯⋯⋯⋯⋯⋯⋯⋯⋯⋯⋯⋯⋯⋯⋯⋯ 6

培训模块二　眼科学 ⋯⋯⋯⋯⋯⋯⋯⋯⋯⋯⋯⋯⋯⋯⋯⋯⋯⋯⋯⋯⋯⋯⋯⋯⋯⋯ 25
　培训项目1　眼球的解剖和生理 ⋯⋯⋯⋯⋯⋯⋯⋯⋯⋯⋯⋯⋯⋯⋯⋯⋯⋯⋯⋯⋯ 27
　培训项目2　视路及瞳孔反射径路 ⋯⋯⋯⋯⋯⋯⋯⋯⋯⋯⋯⋯⋯⋯⋯⋯⋯⋯⋯⋯ 40
　培训项目3　眼附属器的解剖和生理 ⋯⋯⋯⋯⋯⋯⋯⋯⋯⋯⋯⋯⋯⋯⋯⋯⋯⋯⋯ 43
　培训项目4　常见眼病 ⋯⋯⋯⋯⋯⋯⋯⋯⋯⋯⋯⋯⋯⋯⋯⋯⋯⋯⋯⋯⋯⋯⋯⋯⋯ 51

培训模块三　光学 ⋯⋯⋯⋯⋯⋯⋯⋯⋯⋯⋯⋯⋯⋯⋯⋯⋯⋯⋯⋯⋯⋯⋯⋯⋯⋯⋯ 61
　培训项目1　物理光学 ⋯⋯⋯⋯⋯⋯⋯⋯⋯⋯⋯⋯⋯⋯⋯⋯⋯⋯⋯⋯⋯⋯⋯⋯⋯ 63
　培训项目2　几何光学 ⋯⋯⋯⋯⋯⋯⋯⋯⋯⋯⋯⋯⋯⋯⋯⋯⋯⋯⋯⋯⋯⋯⋯⋯⋯ 67
　培训项目3　眼镜光学 ⋯⋯⋯⋯⋯⋯⋯⋯⋯⋯⋯⋯⋯⋯⋯⋯⋯⋯⋯⋯⋯⋯⋯⋯⋯ 87

培训模块四　眼屈光学 ⋯⋯⋯⋯⋯⋯⋯⋯⋯⋯⋯⋯⋯⋯⋯⋯⋯⋯⋯⋯⋯⋯⋯⋯⋯ 127
　培训项目1　眼生理光学 ⋯⋯⋯⋯⋯⋯⋯⋯⋯⋯⋯⋯⋯⋯⋯⋯⋯⋯⋯⋯⋯⋯⋯⋯ 129
　培训项目2　调节与集合 ⋯⋯⋯⋯⋯⋯⋯⋯⋯⋯⋯⋯⋯⋯⋯⋯⋯⋯⋯⋯⋯⋯⋯⋯ 139
　培训项目3　屈光不正 ⋯⋯⋯⋯⋯⋯⋯⋯⋯⋯⋯⋯⋯⋯⋯⋯⋯⋯⋯⋯⋯⋯⋯⋯⋯ 154

培训模块五　眼镜商品学 ⋯⋯⋯⋯⋯⋯⋯⋯⋯⋯⋯⋯⋯⋯⋯⋯⋯⋯⋯⋯⋯⋯⋯⋯ 175
　培训项目1　眼镜片 ⋯⋯⋯⋯⋯⋯⋯⋯⋯⋯⋯⋯⋯⋯⋯⋯⋯⋯⋯⋯⋯⋯⋯⋯⋯⋯ 177
　培训项目2　眼镜架 ⋯⋯⋯⋯⋯⋯⋯⋯⋯⋯⋯⋯⋯⋯⋯⋯⋯⋯⋯⋯⋯⋯⋯⋯⋯⋯ 193

参考文献 ⋯⋯⋯⋯⋯⋯⋯⋯⋯⋯⋯⋯⋯⋯⋯⋯⋯⋯⋯⋯⋯⋯⋯⋯⋯⋯⋯⋯⋯⋯⋯ 202

培训模块 一
职业道德与法律法规

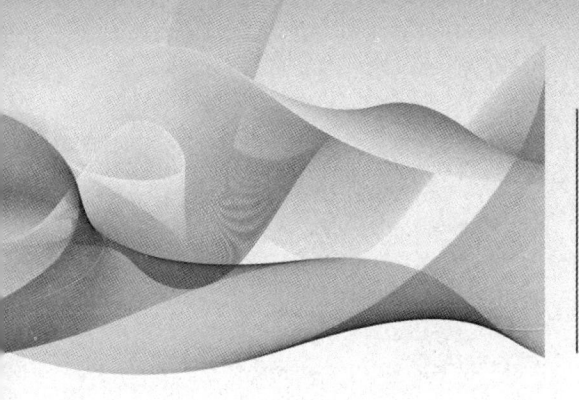

内容结构图

职业道德与法律法规
- 职业道德与职业守则
  - 职业道德概述
  - 职业道德的特点
  - 职业道德的社会作用
  - 社会主义职业道德的基本内容
  - 培养社会主义职业道德的重要意义
  - 眼镜验光员职业守则
- 相关法律法规知识
  - 《中华人民共和国劳动法》
  - 《中华人民共和国产品质量法》
  - 《中华人民共和国消费者权益保护法》
  - 《中华人民共和国计量法》
  - 《医疗器械监督管理条例》

培训项目 1

职业道德与职业守则

一、职业道德概述

所谓职业道德，就是与人们的职业活动紧密相连的符合职业特点要求的道德准则、道德情操与道德品质的总和。对于职业道德，需要从内容、表现形式、调节的范围、产生的效果四个方面理解和掌握。

1. 内容

在内容方面，职业道德往往表现为某一职业特有的道德传统和道德习惯，表现为从事某一职业的人们所特有的道德心理和道德品质，甚至造成从事不同职业的人们在道德表现上的差异，如人们常说某人有"军人作风""学究气"等。

2. 表现形式

在表现形式方面，职业道德往往比较具体、灵活、多样。它总是从本职业交流活动的实际出发，采用制度、守则、公约、承诺、誓言、条例，以及标语口号等形式。这些灵活的形式既易于从业人员接受和实行，也容易形成一种职业的道德习惯。

3. 调节的范围

职业道德一方面用来调节从业人员内部关系，加强职业、行业内部人员的凝聚力；另一方面也用来调节从业人员与其服务对象之间的关系，塑造本职业从业人员的形象。

4. 产生的效果

从产生的效果来看，职业道德虽然是在特定的职业生活中形成的，但它绝不是离开阶级道德或社会道德而独立存在的道德类型。职业道德与各种职业要求和职业生活结合，具有较强的稳定性和连续性，形成比较稳定的职业心理和职业习惯，在很大程度上改变人们在学校生活阶段和少年时期所形成的品行，影响道德主体的道德风貌。

二、职业道德的特点

1. 职业道德具有适用范围的有限性

由于各种职业的职业责任和义务不同，从而形成各自特定的职业道德的具体规范。

2. 职业道德具有发展的历史继承性

职业具有不断发展和世代延续的特征，如"有教无类""诲人不倦"，从古至今始终是教师的职业道德。

3. 职业道德的表达形式多种多样

由于各种职业道德的要求都较为具体、细致，因此其表达形式多种多样。

4. 职业道德有着强烈的纪律性

职业道德有时又以制度、章程、条例的形式表达，让从业人员认识到职业道德具有纪律性。

三、职业道德的社会作用

1. 调节职业交往中从业人员内部以及从业人员与服务对象之间的关系。
2. 有助于维护和提高本行业的信誉。
3. 促进本行业的发展。
4. 有助于提高全社会的道德水平。

四、社会主义职业道德的基本内容

社会主义职业道德基本规范包含五个方面的内容：爱岗敬业、诚实守信、办事公道、服务群众、奉献社会。

五、培养社会主义职业道德的重要意义

1. 促进行业兴旺发达

一个行业或部门的职业道德状况，将直接影响本行业、本部门的社会信誉和经济效益，它往往通过每个从业人员的职业道德修养程度来表现。从这个意义上说，每个从业人员都是本行业的代表。因此，从业人员加强职业道德修养，是维护本行业在社会中的道德信誉，促进本行业兴旺发达的必要前提条件。

2. 调整和建立新型人际关系

社会主义道德建设的基本任务，是在全社会形成团结互助、平等友爱、共同前进的人际关系。在社会主义社会，人人都是服务对象，人人都为他人服务，各行各业的职业道德状况将对整个社会的道德水平产生很大影响。

3. 做好本职工作

职业道德修养的高低，直接决定着从业人员本职工作完成得好坏。只有职业道德水平高的从业人员才能产生强烈的事业心和崇高的使命感，出色地完成工作。

4. 实现人的全面发展

各行各业的从业人员要想实现自己的全面发展，就必须加强社会主义职业道德修养，"多才少德"或"有才无德"都是不好的。

六、眼镜验光员职业守则

1. 遵纪守法，敬业爱岗，遵守职业道德

遵守国家的有关法律法规和从业单位的规章制度，热爱验光配镜业。把维护和增进人类视觉健康作为自己毕生追求奋斗的事业，为我国验光配镜业的发展作出贡献。

2. 工作认真负责，自觉履行职责

踏实敬业，具有高度责任感，尽职尽责地做好本职工作。

3. 文明礼貌，热情待客，全心全意为消费者服务

对待顾客礼貌热情，亲切诚恳，想尽办法解决顾客的问题，耐心周到，无微不至。

4. 具备刻苦学习、勤奋钻研的工匠精神，不断更新专业知识和技能

不断加强自我教育，努力学习，刻苦钻研，汲取新知，精益求精，提升自己的知识和技能水准，提高综合素质。以职业为事业，终身钻研各种视觉功能问题形成的原因及解决方法，赢得信任和尊重。

5. 谦虚谨慎，团结协作，主动配合

虚心听取他人意见，具有良好的团队意识，善于与人共事，团结合作，创造和谐向上的氛围。尊重自己的职业，尊重每一个自己所服务的消费者。

6. 遵守操作规程，爱护仪器、设备

熟悉操作维护规程，工作中严格按规程操作。操作完毕要对仪器进行精心保养，以减少损耗，延长使用年限。

培训项目 2

相关法律法规知识

《中华人民共和国劳动法》（以下简称《劳动法》）、《中华人民共和国产品质量法》（以下简称《产品质量法》）、《中华人民共和国消费者权益保护法》（以下简称《消费者权益保护法》）、《中华人民共和国计量法》（以下简称《计量法》）和《医疗器械监督管理条例》是眼镜验光员必须掌握的法律、法规，只有充分理解这些法律、法规，才能更好地服务社会。

一、《劳动法》

1.《劳动法》制定的目的

国家为了保护劳动者的合法权益，调整劳动关系，建立和维护适应社会主义市场经济的劳动制度，促进经济发展和社会进步，根据宪法，制定了《劳动法》。

2.《劳动法》的适用范围

（1）在中华人民共和国境内的企业、个体经济组织（以下统称用人单位）和与之形成劳动关系的劳动者，适用本法。

（2）国家机关、事业组织、社会团体和与之建立劳动合同关系的劳动者，依照本法执行。

3. 劳动者的权利和义务

（1）劳动者享有平等就业和选择职业的权利、取得劳动报酬的权利、休息休假的权利、获得劳动安全卫生保护的权利、接受职业技能培训的权利、享受社会保险和福利的权利、提请劳动争议处理的权利以及法律规定的其他劳动权利。

（2）劳动者应当完成劳动任务，提高职业技能，执行劳动安全卫生规程，遵守劳动纪律和职业道德。

（3）用人单位应当依法建立和完善规章制度，保障劳动者享有劳动权利和履行劳动义务。

（4）国家采取各种措施，促进劳动就业，发展职业教育，制定劳动标准，调节社会收入，完善社会保险，协调劳动关系，逐步提高劳动者的生活水平。

4.《劳动法》的主要内容

《劳动法》的主要内容包括：促进就业、劳动合同和集体合同、工作时间和休息休假、工资、劳动安全卫生、女职工和未成年工特殊保护、职业培训、社会保险和福利、劳动争议等。

（1）促进就业

1）国家通过促进经济和社会发展，创造就业条件，扩大就业机会。国家鼓励企业、事业组织、社会团体在法律、行政法规规定的范围内兴办产业或者拓展经营，增加就业。国家支持劳动者自愿组织起来就业和从事个体经营实现就业。

2）地方各级人民政府应当采取措施，发展多种类型的职业介绍机构，提供就业服务。

3）劳动者就业，不因民族、种族、性别、宗教信仰不同而受歧视。

4）妇女享有与男子平等的就业权利。在录用职工时，除国家规定的不适合妇女的工种或者岗位外，不得以性别为由拒绝录用妇女或者提高对妇女的录用标准。

5）残疾人、少数民族人员、退出现役的军人的就业，法律、法规有特别规定的，从其规定。

6）禁止用人单位招用未满十六周岁的未成年人。

（2）劳动合同和集体合同

1）劳动合同是劳动者与用人单位确立劳动关系、明确双方权利和义务的协议。建立劳动关系应当订立劳动合同。

2）订立和变更劳动合同，应当遵循平等自愿、协商一致的原则，不得违反法律、行政法规的规定。劳动合同依法订立即具有法律约束力，当事人必须履行劳动合同规定的义务。

3）劳动合同应当以书面形式订立，并具备以下条款：劳动合同期限、工作内容、劳动保护和劳动条件、劳动报酬、劳动纪律、劳动合同终止的条件、违反劳动合同的责任。劳动合同除前面规定的必备条款外，当事人可以协商约定其他内容。

4）劳动合同的期限分为有固定期限、无固定期限和以完成一定的工作为期限。劳动者在同一用人单位连续工作满十年以上，当事人双方同意续延劳动合同的，如果劳动者提出订立无固定期限的劳动合同，应当订立无固定期限的劳动合同。

5）劳动合同期满或者当事人约定的劳动合同终止条件出现，劳动合同即行终止。

6）劳动者有下列情形之一的，用人单位不得解除劳动合同：

①患职业病或者因工负伤并被确认丧失或者部分丧失劳动能力的。

②患病或者负伤，在规定的医疗期内的。

③女职工在孕期、产期、哺乳期内的。

④法律、行政法规规定的其他情形。

（3）工作时间和休息休假

1）国家实行劳动者每日工作时间不超过八小时、平均每周工作时间不超过四十四小时的工时制度。

2）用人单位应当保证劳动者每周至少休息一日。

3）用人单位在下列节日期间应当依法安排劳动者休假：元旦、春节、国际劳动节、国庆节，以及法律、法规规定的其他休假节日。

（4）工资、劳动安全卫生、女职工和未成年工特殊保护

1）工资分配应当遵循按劳分配原则，实行同工同酬。

2）用人单位必须建立、健全劳动安全卫生制度，严格执行国家劳动安全卫生规程和标准，对劳动者进行劳动安全卫生教育，防止劳动过程中的事故，减少职业危害。

3）国家对女职工和未成年工实行特殊劳动保护。

（5）职业培训

1）国家通过各种途径，采取各种措施，发展职业培训事业，开发劳动者的职业技能，提高劳动者素质，增强劳动者的就业能力和工作能力。

2）各级人民政府应当把发展职业培训纳入社会经济发展的规划，鼓励和支持有条件的企业、事业组织、社会团体和个人进行各种形式的职业培训。

3）用人单位应当建立职业培训制度，按照国家规定提取和使用职业培训经费，根据本单位实际，有计划地对劳动者进行职业培训。从事技术工种的劳动者，上岗前必须经过培训。

4）国家确定职业分类，对规定的职业制定职业技能标准，实行职业资格证书制度，由经备案的考核鉴定机构负责对劳动者实施职业技能考核鉴定。

（6）社会保险和福利

1）国家发展社会保险事业，建立社会保险制度，设立社会保险基金，使劳动者在年老、患病、工伤、失业、生育等情况下获得帮助和补偿。

2）国家发展社会福利事业，兴建公共福利设施，为劳动者休息、休养和疗养提供条件。用人单位应当创造条件，改善集体福利，提高劳动者的福利待遇。

（7）劳动争议

1）用人单位与劳动者发生劳动争议，当事人可以依法申请调解、仲裁、提起诉讼，也可以协商解决。调解原则适用于仲裁和诉讼程序。

2）解决劳动争议，应当根据合法、公正、及时处理的原则，依法维护劳动争议当事人的合法权益。

二、《产品质量法》

1.《产品质量法》概述

（1）《产品质量法》立法目的是加强对产品质量的监督管理，提高产品质量水平，明确产品质量责任，保护消费者的合法权益，维护社会经济秩序。凡在中华人民共和国境内从事产品生产、销售活动，必须遵守《产品质量法》。

（2）《产品质量法》的内容包括：产品质量的监督，生产者、销售者的产品质量责任和义务，损害赔偿及罚则。生产者、销售者依照《产品质量法》规定承担产品质量责任。

（3）禁止伪造或者冒用认证标志等质量标志；禁止伪造产品的产地，伪造或者冒用他人的厂名、厂址；禁止在生产、销售的产品中掺杂、掺假，以假充真，以次充好。

（4）各级人民政府工作人员和其他国家机关工作人员不得滥用职权、玩忽职守或者徇私舞弊，包庇、放纵本地区、本系统发生的产品生产、销售中违反《产品质量法》规定的行为，或者阻挠、干预依法对产品生产、销售中违反《产品质量法》规定的行为进行查处。各级地方人民政府和其他国家机关有包庇、放纵产品生产、销售中违反《产品质量法》规定的行为的，依法追究其主要负责人的法律责任。任何单位和个人有权对违反《产品质量法》规定的行为，向市场监督管理部门或者其他有关部门检举。

2. 产品质量的监督

（1）产品质量应当检验合格，不得以不合格产品冒充合格产品。

（2）可能危及人体健康和人身、财产安全的工业产品，必须符合保障人体健康和人身、财产安全的国家标准、行业标准；未制定国家标准、行业标准的，必须符合保障人体健康和人身、财产安全的要求。禁止生产、销售不符合保障人体健康和人身、财产安全的标准和要求的工业产品。

（3）国家根据国际通用的质量管理标准，推行企业质量体系认证制度。国家参照国际先进的产品标准和技术要求，推行产品质量认证制度。

1）企业根据自愿原则，可以向国务院市场监督管理部门认可的或者国务院市场监督管理部门授权的部门认可的认证机构申请企业质量体系认证。经认证合格的，由认证机构颁发企业质量体系认证证书。

2）企业根据自愿原则，可以向国务院市场监督管理部门认可的或者国务院市场监督管理部门授权的部门认可的认证机构申请产品质量认证。经认证合格的，由认证机构颁发产品质量认证证书，准许企业在产品或者其包装上使用产品质量认证标志。

（4）国家对产品质量实行以抽查为主要方式的监督检查制度。

1）抽查产品包括：

①可能危及人体健康和人身、财产安全的产品。

②影响国计民生的重要工业产品。

③消费者、有关组织反映有质量问题的产品。

2）抽查的样品应当在市场上或者企业成品仓库内的待销产品中随机抽取。

3）监督抽查工作由国务院市场监督管理部门规划和组织。县级以上地方市场监督管理部门在本行政区域内也可以组织监督抽查。

4）根据监督抽查的需要，可以对产品进行检验。检验抽取样品的数量不得超过检验的合理需要，并不得向被检查人收取检验费用。监督抽查所需检验费用按照国务院规定列支。

5）生产者、销售者对抽查检验的结果有异议的，可以自收到检验结果之日起十五日内向实施监督抽查的市场监督管理部门或者其上级市场监督管理部门申请复检，由受理复检的市场监督管理部门作出复检结论。

（5）监督抽查的产品质量不合格的，由实施监督抽查的市场监督管理部门责令其生产者、销售者限期改正。逾期不改正的，由省级以上人民政府市场监督管理部门予以公告；公告后经复查仍不合格的，责令停业，限期整顿；整顿期满后经复查产品质量仍不合格的，吊销营业执照。

（6）监督抽查的产品有严重质量问题的，依照《产品质量法》的有关规定处罚。

（7）产品质量检验机构及认证机构

1）产品质量检验机构必须具备相应的检测条件和能力，经省级以上人民政府市场监督管理部门或者其授权的部门考核合格后，方可承担产品质量检验工作。

2）产品质量检验机构、认证机构必须依法按照有关标准，客观、公正地出具检验结果或者认证证明。

3）产品质量认证机构应当依照国家规定对准许使用认证标志的产品进行认证后的跟踪检查；对不符合认证标准而使用认证标志的，要求其改正；情节严重的，取消其使用认证标志的资格。

（8）消费者有权就产品质量问题，向产品的生产者、销售者查询，向市场监督管理部门及有关部门申诉，接受申诉的部门应当负责处理。

（9）保护消费者权益的社会组织可以就消费者反映的产品质量问题建议有关部门负责处理，支持消费者对因产品质量造成的损害向人民法院起诉。

（10）国务院和省、自治区、直辖市人民政府的市场监督管理部门应当定期发布其监督抽查的产品的质量状况公告。

3. 生产者、销售者的产品质量责任和义务

（1）生产者的产品质量责任和义务

生产者应当对其生产的产品质量负责。产品质量应当符合下列要求：

1）不存在危及人身、财产安全的不合理的危险，有保障人体健康和人身、财产安全的国家标准、行业标准的，应当符合该标准。

2）具备产品应当具备的使用性能，但是，对产品存在使用性能的瑕疵作出说明的除外。

3）符合在产品或者其包装上注明采用的产品标准，符合以产品说明、实物样品等方式表明的质量状况。

4）产品或者其包装上的标识必须真实，并符合下列要求：

①有产品质量检验合格证明。

②有中文标明的产品名称、生产厂厂名和厂址。

③根据产品的特点和使用要求，需要标明产品规格、等级、所含主要成分的名称和含量的，用中文相应予以标明；需要事先让消费者知晓的，应当在外包装上标明，或者预先向消费者提供有关资料。

④限期使用的产品，应当在显著位置清晰地标明生产日期和安全使用期或者

失效日期。

⑤使用不当，容易造成产品本身损坏或者可能危及人身、财产安全的产品，应当有警示标志或者中文警示说明。

⑥裸装的食品和其他根据产品的特点难以附加标识的裸装产品，可以不附加产品标识。

⑦易碎、易燃、易爆、有毒、有腐蚀性、有放射性等危险物品以及储运中不能倒置和有其他特殊要求的产品，其包装质量必须符合相应要求，依照国家有关规定作出警示标志或者中文警示说明，标明储运注意事项。

5）生产者不得生产国家明令淘汰的产品。生产者不得伪造产地，不得伪造或者冒用他人的厂名、厂址。生产者不得伪造或者冒用认证标志等质量标志。生产者生产产品，不得掺杂、掺假，不得以假充真、以次充好，不得以不合格产品冒充合格产品。

（2）销售者的产品质量责任和义务

1）销售者应当建立并执行进货检查验收制度，验明产品合格证明和其他标识。

2）销售者应当采取措施，保持销售产品的质量。

3）销售者不得销售国家明令淘汰并停止销售的产品和失效、变质的产品。

4）销售者销售的产品的标识应当符合《产品质量法》的有关规定。

5）销售者不得伪造产地，不得伪造或者冒用他人的厂名、厂址。

6）销售者不得伪造或者冒用认证标志等质量标志。

7）销售者销售产品，不得掺杂、掺假，不得以假充真、以次充好，不得以不合格产品冒充合格产品。

4. 损害赔偿

（1）售出的产品有下列情形之一的，销售者应当负责修理、更换、退货；给购买产品的消费者造成损失的，销售者应当赔偿损失。

1）不具备产品应当具备的使用性能而事先未作说明的。

2）不符合在产品或者其包装上注明采用的产品标准的。

3）不符合以产品说明、实物样品等方式表明的质量状况的。

（2）销售者依照规定负责修理、更换、退货、赔偿损失后，属于生产者的责任或者属于向销售者提供产品的其他销售者（以下简称供货者）的责任的，销售者有权向生产者、供货者追偿。

（3）销售者未按照规定给予修理、更换、退货或者赔偿损失的，由市场监督管理部门责令改正。

（4）生产者之间，销售者之间，生产者与销售者之间订立的买卖合同、承揽合同有不同约定的，合同当事人按照合同约定执行。

（5）因产品存在缺陷造成人身、缺陷产品以外的其他财产（以下简称他人财产）损害的，生产者应当承担赔偿责任。

（6）由销售者承担赔偿责任的情况有：

1）由于销售者的过错使产品存在缺陷，造成人身、他人财产损害的，销售者应当承担赔偿责任。

2）销售者不能指明缺陷产品的生产者，也不能指明缺陷产品的供货者的，销售者应当承担赔偿责任。

三、《消费者权益保护法》

1. 《消费者权益保护法》概述

《消费者权益保护法》立法目的是保护消费者的合法权益，维护社会经济秩序，促进社会主义市场经济的健康发展。

《消费者权益保护法》的适用范围：消费者为生活消费需要购买、使用商品或者接受服务，其权益受《消费者权益保护法》保护；经营者为消费者提供其生产、销售的商品或者提供服务，应当遵守《消费者权益保护法》；农民购买、使用直接用于农业生产的生产资料，参照《消费者权益保护法》执行。

《消费者权益保护法》的基本原则有：自愿、平等、公平、诚实信用的原则，保护消费者的合法权益不受侵害的原则，保护消费者的合法权益是全社会的共同责任的原则。

2. 消费者的权利

《消费者权益保护法》第二章规定了消费者的九大权利，包括：保障安全权、知悉真情权、自主选择权、公平交易权、依法求偿权、依法结社权、求教获知权、维护尊严权、监督批评权。

3. 经营者的义务

经营者的义务是指经营者在向消费者提供商品或者服务过程中依法必须履行的职责。根据我国《消费者权益保护法》第三章的规定，在保护消费者权益方面，经营者应履行下列义务：

（1）依照法定或约定提供商品和服务的义务。

（2）听取意见和接受监督的义务。

（3）保障人身和财产安全的义务。

（4）提供商品和服务的质量、性能、用途、有效期等信息的义务。

（5）标明真实名称和标记的义务。

（6）出具发票等购货凭证或服务单据的义务。

（7）保证商品和服务质量的义务。

（8）履行"三包"或相应责任的义务。

（9）不得以格式合同等方式单方做出对消费者不利规定的义务。

（10）不得侵犯消费者人格权的义务。

（11）特定领域经营者信息披露的义务。

（12）对收集的消费者个人信息负有信息安全的义务。

4. 经营者的法律责任

《消费者权益保护法》规定，经营者违反法律义务应当承担的法律责任分三类：民事责任、行政责任和刑事责任。

（1）民事责任

1）经营者提供商品或者服务有下列情形之一的，除《消费者权益保护法》另有规定外，应当依照其他有关法律、法规的规定，承担民事责任：

①商品或者服务存在缺陷。

②不具备商品应当具备的使用性能而出售时未作说明。

③不符合在商品或者其包装上注明采用的商品标准。

④不符合商品说明、实物样品等方式表明的质量状况。

⑤生产国家明令淘汰的商品或者销售失效、变质的商品。

⑥销售的商品数量不足。

⑦服务的内容和费用违反约定。

⑧对消费者提出的修理、重作、更换、退货、补足商品数量、退还货款和服务费用或者赔偿损失的要求，故意拖延或者无理拒绝。

2）根据《消费者权益保护法》规定，经营者侵害了消费者财产权，应当依法承担民事责任。

3）根据《消费者权益保护法》规定，经营者提供的商品或服务侵害了消费者人身权，应当依法承担相应的民事责任。

4）根据《消费者权益保护法》规定，经营者在提供商品或服务中违反约定的义务，应当依法承担违约责任。

（2）行政责任

根据《消费者权益保护法》的规定，经营者违法从事损害消费者利益的经营活动，应受到行政处罚或行政处分。

经营者有下列情形之一，除承担相应的民事责任外，其他有关法律、法规对处罚机关和处罚方式有规定的，依照法律、法规的规定执行；法律、法规未作规定的，由工商行政管理部门或其他有关行政部门责令改正，可以根据情节单处或者并处警告、没收违法所得、处以违法所得一倍以上十倍以下的罚款，没有违法所得的，处以五十万元以下的罚款；情节严重的，责令停业整顿、吊销营业执照。

1）提供的商品或者服务不符合保障人身、财产安全要求。

2）在商品中掺杂、掺假，以假充真，以次充好，或者以不合格商品冒充合格商品。

3）生产国家明令淘汰的商品或者销售失效、变质的商品。

4）伪造商品的产地，伪造或者冒用他人的厂名、厂址，篡改生产日期，伪造或者冒用认证标志等质量标志。

5）销售的商品应当检验、检疫而未检验、检疫或者伪造检验、检疫结果。

6）对商品或者服务作虚假或者引人误解的宣传。

7）拒绝或者拖延有关行政部门责令对缺陷商品或者服务采取停止销售、警示、召回、无害化处理、销毁、停止生产或者服务等措施。

8）对消费者提出的修理、重作、更换、退货、补足商品数量、退还货款和服务费用或者赔偿损失的要求，故意拖延或者无理拒绝。

9）侵害消费者人格尊严、侵犯消费者人身自由或者侵害消费者个人信息依法得到保护的权利。

10）法律、法规规定的对损害消费者权益应当予以处罚的其他情形。

此外，国家机关工作人员有玩忽职守或者包庇经营者侵害消费者合法权益的行为的，由其所在单位或者上级机关给予行政处分。

（3）刑事责任

根据《消费者权益保护法》的规定，经营者有下列行为之一的，应追究其刑事责任：

1）经营者违反《消费者权益保护法》规定提供商品或者服务，侵害消费者合法权益，构成犯罪的。

2）经营者以暴力、威胁等方法阻碍有关行政部门工作人员依法执行职务的。

3）国家机关工作人员玩忽职守或者包庇经营者侵害消费者合法权益，情节严重，构成犯罪的。

5. 消费争议的解决

（1）争议的解决途径

《消费者权益保护法》规定，消费者和经营者发生消费者权益争议的，可以通过以下途径解决：

1）与经营者协商和解。

2）请求消费者协会或者依法成立的其他调解组织调解。

3）向有关行政部门投诉。

4）根据与经营者达成的仲裁协议提请仲裁机构仲裁。

5）向人民法院提起诉讼。

（2）要求赔偿的条件

1）消费者在购买、使用商品时，其合法权益受到损害的，可以向销售者要求赔偿。

2）消费者或者其他受害人因商品缺陷造成人身、财产损害的，可以向销售者要求赔偿，也可以向生产者要求赔偿。

3）消费者在接受服务时，其合法权益受到损害的，可以向服务者要求赔偿。

4）消费者在购买、使用商品或者接受服务时，其合法权益受到损害，因原企业分立、合并的，可以向变更后承受其权利义务的企业要求赔偿。

5）使用他人营业执照的违法经营者提供商品或者服务，损害消费者合法权益的，消费者可以向其要求赔偿，也可以向营业执照的持有人要求赔偿。

6）消费者在展销会、租赁柜台购买商品或者接受服务，其合法权益受到损害的，可以向销售者或者服务者要求赔偿。展销会结束或者柜台租赁期满后，也可以向展销会的举办者、柜台的出租者要求赔偿。

7）消费者通过网络交易平台购买商品或者接受服务，其合法权益受到损害的，可以向销售者或者服务者要求赔偿。

8）消费者因经营者利用虚假广告或者其他虚假宣传方式提供商品或者服务，其合法权益受到损害的，可以向经营者要求赔偿。

6. 消费者合法权益的保护

根据《消费者权益保护法》第四章的规定，国家对消费者合法权益的保护主要体现在：立法机关的保护、行政机关的保护、对违法犯罪行为有惩处权力的国家机关的保护、人民法院的保护。

在保护消费者合法权益方面，各种消费者组织的作用十分重要。为此，《消费者权益保护法》第五章专门对消费者组织作了明文规定：

（1）消费者协会和其他消费者组织是依法成立的对商品和服务进行社会监督的保护消费者合法权益的社会组织。

（2）消费者协会的公益性职责

1）向消费者提供消费信息和咨询服务，提高消费者维护自身合法权益的能力，引导文明、健康、节约资源和保护环境的消费方式。

2）参与制定有关消费者权益的法律、法规、规章和强制性标准。

3）参与有关行政部门对商品和服务的监督、检查。

4）就有关消费者合法权益的问题，向有关部门反映、查询，提出建议。

5）受理消费者的投诉，并对投诉事项进行调查、调解。

6）投诉事项涉及商品和服务质量问题的，可以委托具备资格的鉴定人鉴定，鉴定人应当告知鉴定意见。

7）就损害消费者合法权益的行为，支持受损害的消费者提起诉讼或者依照本法提起诉讼。

8）对损害消费者合法权益的行为，通过大众传播媒介予以揭露、批评。

9）消费者组织不得从事商品经营和营利性服务，不得以收取费用或者其他牟取利益的方式向消费者推荐商品和服务。

四、《计量法》

1.《计量法》概述

（1）为了加强计量监督管理，保障国家计量单位制的统一和量值的准确可靠，有利于生产、贸易和科学技术的发展，适应社会主义现代化建设的需要，维护国家、人民的利益，制定《计量法》。

（2）在中华人民共和国境内，建立计量基准器具、计量标准器具，进行计量检定，制造、修理、销售、使用计量器具，必须遵守《计量法》。

（3）国家实行法定计量单位制度。国际单位制计量单位和国家选定的其他计量单位，为国家法定计量单位。国家法定计量单位的名称、符号由国务院公布。因特殊需要采用非法定计量单位的管理办法，由国务院计量行政部门另行制定。

（4）国务院计量行政部门对全国计量工作实施统一监督管理。县级以上地方人民政府计量行政部门对本行政区域内的计量工作实施监督管理。

2. 计量基准器具、计量标准器具和计量检定

（1）国务院计量行政部门负责建立各种计量基准器具，作为统一全国量值的最高依据。

（2）县级以上地方人民政府计量行政部门根据本地区的需要，建立社会公用计量标准器具，经上级人民政府计量行政部门主持考核合格后使用。

（3）国务院有关主管部门和省、自治区、直辖市人民政府有关主管部门，根据本部门的特殊需要，可以建立本部门使用的计量标准器具，其各项最高计量标准器具经同级人民政府计量行政部门主持考核合格后使用。

（4）企业、事业单位根据需要，可以建立本单位使用的计量标准器具，其各项最高计量标准器具经有关人民政府计量行政部门主持考核合格后使用。

（5）县级以上人民政府计量行政部门对社会公用计量标准器具，部门和企业、事业单位使用的最高计量标准器具，以及用于贸易结算、安全防护、医疗卫生、环境监测方面的列入强制检定目录的工作计量器具，实行强制检定。未按照规定申请检定或者检定不合格的，不得使用。实行强制检定的工作计量器具的目录和管理办法，由国务院制定。对前款规定以外的其他计量标准器具和工作计量器具，使用单位应当自行定期检定或者送其他计量检定机构检定。

（6）计量检定必须按照国家计量检定系统表进行。国家计量检定系统表由国务院计量行政部门制定。计量检定必须执行计量检定规程。国家计量检定规程由国务院计量行政部门制定。没有国家计量检定规程的，由国务院有关主管部门和省、自治区、直辖市人民政府计量行政部门分别制定部门计量检定规程和地方计量检定规程。

（7）计量检定工作应当按照经济合理的原则，就地就近进行。

3. 计量器具管理

（1）制造、修理计量器具的企业、事业单位，必须具有与所制造、修理的计量器具相适应的设施、人员和检定仪器设备。

（2）制造计量器具的企业、事业单位生产本单位未生产过的计量器具新产品，必须经省级以上人民政府计量行政部门对其样品的计量性能考核合格，方可投入生产。

（3）任何单位和个人不得违反规定制造、销售和进口非法定计量单位的计量器具。

（4）制造、修理计量器具的企业、事业单位必须对制造、修理的计量器具进行检定，保证产品计量性能合格，并对合格产品出具产品合格证。

（5）使用计量器具不得破坏其准确度，损害国家和消费者的利益。

（6）个体工商户可以制造、修理简易的计量器具。个体工商户制造、修理计量器具的范围和管理办法，由国务院计量行政部门制定。

4. 计量监督

（1）县级以上人民政府计量行政部门应当依法对制造、修理、销售、进口和使用计量器具，以及计量检定等相关计量活动进行监督检查。有关单位和个人不得拒绝、阻挠。

（2）县级以上人民政府计量行政部门，根据需要设置计量监督员。计量监督员管理办法，由国务院计量行政部门制定。

（3）县级以上人民政府计量行政部门可以根据需要设置计量检定机构，或者授权其他单位的计量检定机构，执行强制检定和其他检定、测试任务。执行规定的检定、测试任务的人员，必须经考核合格。

（4）处理因计量器具准确度所引起的纠纷，以国家计量基准器具或者社会公用计量标准器具检定的数据为准。

（5）为社会提供公证数据的产品质量检验机构，必须经省级以上人民政府计量行政部门对其计量检定、测试的能力和可靠性考核合格。

5. 法律责任

（1）制造、销售未经考核合格的计量器具新产品的，责令停止制造、销售该种新产品，没收违法所得，可以并处罚款。

（2）制造、修理、销售的计量器具不合格的，没收违法所得，可以并处罚款。

（3）属于强制检定范围的计量器具，未按照规定申请检定或者检定不合格继续使用的，责令停止使用，可以并处罚款。

（4）使用不合格的计量器具或者破坏计量器具准确度，给国家和消费者造成损失的，责令赔偿损失，没收计量器具和违法所得，可以并处罚款。

（5）制造、销售、使用以欺骗消费者为目的的计量器具的，没收计量器具和违法所得，处以罚款；情节严重的，并对个人或者单位直接责任人员依照刑法有关规定追究刑事责任。

（6）违反本法规定，制造、修理、销售的计量器具不合格，造成人身伤亡或者重大财产损失的,依照刑法有关规定,对个人或者单位直接责任人员追究刑事责任。

(7)计量监督人员违法失职,情节严重的,依照刑法有关规定追究刑事责任;情节轻微的,给予行政处分。

(8)《计量法》规定的行政处罚,由县级以上地方人民政府计量行政部门决定。

(9)当事人对行政处罚决定不服的,可以在接到处罚通知之日起十五日内向人民法院起诉;对罚款、没收违法所得的行政处罚决定期满不起诉又不履行的,由作出行政处罚决定的机关申请人民法院强制执行。

五、《医疗器械监督管理条例》

1.《医疗器械监督管理条例》概述

(1)为了保证医疗器械的安全、有效,保障人体健康和生命安全,制定本条例。

(2)在中华人民共和国境内从事医疗器械的研制、生产、经营、使用活动及其监督管理,应当遵守本条例。

(3)国务院食品药品监督管理部门负责全国医疗器械监督管理工作。国务院有关部门在各自的职责范围内负责与医疗器械有关的监督管理工作。县级以上地方人民政府食品药品监督管理部门负责本行政区域的医疗器械监督管理工作。县级以上地方人民政府有关部门在各自的职责范围内负责与医疗器械有关的监督管理工作。国务院食品药品监督管理部门应当配合国务院有关部门,贯彻实施国家医疗器械产业规划和政策。

(4)国家对医疗器械按照风险程度实行分类管理。第一类是风险程度低,实行常规管理可以保证其安全、有效的医疗器械。第二类是具有中度风险,需要严格控制管理以保证其安全、有效的医疗器械。第三类是具有较高风险,需要采取特别措施严格控制管理以保证其安全、有效的医疗器械。评价医疗器械风险程度,应当考虑医疗器械的预期目的、结构特征、使用方法等因素。国务院食品药品监督管理部门负责制定医疗器械的分类规则和分类目录,并根据医疗器械生产、经营、使用情况,及时对医疗器械的风险变化进行分析、评价,对分类目录进行调整。制定、调整分类目录,应当充分听取医疗器械生产经营企业以及使用单位、行业组织的意见,并参考国际医疗器械分类实践。医疗器械分类目录应当向社会公布。

（5）医疗器械的研制应当遵循安全、有效和节约的原则。国家鼓励医疗器械的研究与创新，发挥市场机制的作用，促进医疗器械新技术的推广和应用，推动医疗器械产业的发展。

（6）医疗器械产品应当符合医疗器械强制性国家标准；尚无强制性国家标准的，应当符合医疗器械强制性行业标准。一次性使用的医疗器械目录由国务院食品药品监督管理部门会同国务院卫生计生主管部门制定、调整并公布。重复使用可以保证安全、有效的医疗器械，不列入一次性使用的医疗器械目录。对因设计、生产工艺、消毒灭菌技术等改进后重复使用可以保证安全、有效的医疗器械，应当调整出一次性使用的医疗器械目录。

（7）医疗器械行业组织应当加强行业自律，推进诚信体系建设，督促企业依法开展生产经营活动，引导企业诚实守信。

2. 医疗器械产品注册与备案

第一类医疗器械实行产品备案管理，第二类、第三类医疗器械实行产品注册管理。对新研制的尚未列入分类目录的医疗器械，申请人可以依照本条例有关第三类医疗器械产品注册的规定直接申请产品注册，也可以依据分类规则判断产品类别并向国务院食品药品监督管理部门申请类别确认后依照本条例的规定申请注册或者进行产品备案。

（1）第一类医疗器械产品备案和申请第二类、第三类医疗器械产品注册，应当提交下列资料：产品风险分析资料，产品技术要求，产品检验报告，临床评价资料，产品说明书及标签样稿，与产品研制、生产有关的质量管理体系文件，证明产品安全、有效所需的其他资料。医疗器械注册申请人、备案人应当对所提交资料的真实性负责。

（2）医疗器械注册证有效期为5年。有效期届满需要延续注册的，应当在有效期届满6个月前向原注册部门提出延续注册的申请。

（3）第一类医疗器械产品备案，不需要进行临床试验。申请第二类、第三类医疗器械产品注册，应当进行临床试验。免于进行临床试验的医疗器械目录由国务院食品药品监督管理部门制定、调整并公布。

3. 医疗器械生产

从事医疗器械生产活动，应当具备下列条件：

（1）有与生产的医疗器械相适应的生产场地、环境条件、生产设备以及专业技术人员。

（2）有对生产的医疗器械进行质量检验的机构或者专职检验人员以及检验设备。

（3）有保证医疗器械质量的管理制度。

（4）有与生产的医疗器械相适应的售后服务能力。

（5）产品研制、生产工艺文件规定的要求。

4. 医疗器械经营与使用

（1）从事医疗器械经营活动，应当有与经营规模和经营范围相适应的经营场所和贮存条件，以及与经营的医疗器械相适应的质量管理制度和质量管理机构或者人员。

（2）医疗器械经营企业、使用单位购进医疗器械，应当查验供货者的资质和医疗器械的合格证明文件，建立进货查验记录制度。从事第二类、第三类医疗器械批发业务以及第三类医疗器械零售业务的经营企业，还应当建立销售记录制度。

（3）医疗器械使用单位对需要定期检查、检验、校准、保养、维护的医疗器械，应当按照产品说明书的要求进行检查、检验、校准、保养、维护并予以记录，及时进行分析、评估，确保医疗器械处于良好状态，保障使用质量；对使用期限长的大型医疗器械，应当逐台建立使用档案，记录其使用、维护、转让、实际使用时间等事项。记录保存期限不得少于医疗器械规定使用期限终止后5年。

5. 不良事件的处理与医疗器械的召回

（1）国家建立医疗器械不良事件监测制度，对医疗器械不良事件及时进行收集、分析、评价、控制。

（2）医疗器械生产经营企业、使用单位应当对所生产经营或者使用的医疗器械开展不良事件监测；发现医疗器械不良事件或者可疑不良事件，应当按照国务院食品药品监督管理部门的规定，向医疗器械不良事件监测技术机构报告。任何单位和个人发现医疗器械不良事件或者可疑不良事件，有权向食品药品监督管理部门或者医疗器械不良事件监测技术机构报告。

（3）医疗器械生产企业发现其生产的医疗器械不符合强制性标准、经注册或者备案的产品技术要求或者存在其他缺陷的，应当立即停止生产，通知相关生产经营企业、使用单位和消费者停止经营和使用，召回已经上市销售的医疗器械，采取补救、销毁等措施，记录相关情况，发布相关信息，并将医疗器械召回和处理情况向食品药品监督管理部门和卫生计生主管部门报告。

6. 监督检查

（1）食品药品监督管理部门应当对医疗器械的注册、备案、生产、经营、使用活动加强监督检查。

（2）对人体造成伤害或者有证据证明可能危害人体健康的医疗器械，食品药品监督管理部门可以采取暂停生产、进口、经营、使用的紧急控制措施。

7. 法律责任

（1）食品药品监督管理部门、卫生计生主管部门及其工作人员应当严格依照本条例规定的处罚种类和幅度，根据违法行为的性质和具体情节行使行政处罚权，具体办法由国务院食品药品监督管理部门、卫生计生主管部门依据各自职责制定。

（2）违反本条例规定，县级以上人民政府食品药品监督管理部门或者其他有关部门不履行医疗器械监督管理职责或者滥用职权、玩忽职守、徇私舞弊的，由监察机关或者任免机关对直接负责的主管人员和其他直接责任人员依法给予警告、记过或者记大过的处分；造成严重后果的，给予降级、撤职或者开除的处分。

（3）违反本条例规定，构成犯罪的，依法追究刑事责任；造成人身、财产或者其他损害的，依法承担赔偿责任。

思考题

1. 简述职业道德的特点。
2. 试述眼镜验光员的职业守则。
3. 简述《劳动法》《产品质量法》《消费者权益保护法》《计量法》的相关内容。
4. 简述《医疗器械监督管理条例》的内容。

培训模块 二
眼科学

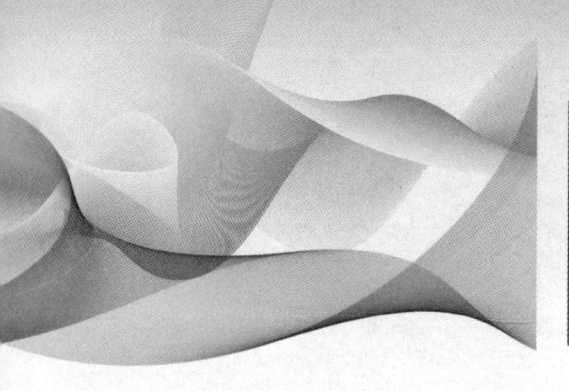

内容结构图

- 眼科学
  - 眼球的解剖和生理
    - 眼球壁
    - 眼球内容
  - 视路及瞳孔反射径路
    - 视路
    - 瞳孔反射径路
  - 眼附属器的解剖和生理
    - 眼睑
    - 结膜
    - 泪器
    - 眼外肌
    - 眼眶
  - 常见眼病
    - 影响视觉的常见症状
    - 影响视觉的常见眼病
    - 其他眼病

眼是视觉器官，包括眼球、视路和眼附属器三部分。

眼球接收外界光信息，经过屈光系统的屈折成像于视网膜上；视路把视觉信息向大脑枕叶视觉中枢传递，完成视觉功能；眼附属器具有保护、运动眼球等作用。

培训项目 1 眼球的解剖和生理

眼球，近似于球形，像两个大小球叠合而成。前面较小部分为角膜，无色透明；其余大部分为巩膜，白色。正常眼球的前后径在出生时约为 16 mm，3 岁时达到 23 mm。成年时前后径平均为 24 mm，垂直径为 23 mm，水平径为 23.5 mm。

眼球位于眼眶前部，大部分受眼眶骨壁保护，周围有眶脂肪垫衬，前面受眼睑保护。

眼球平视正前方时，一般突出于外侧眶缘 12～14 mm。由于人种不同，以及颅骨的发育、眼屈光状态等因素的影响，眼突出度存在个体差异，但是两眼的差别不应超过 2 mm，否则怀疑为病理状态。

眼球由眼球壁和眼球内容两部分组成，如图 2-1 所示。

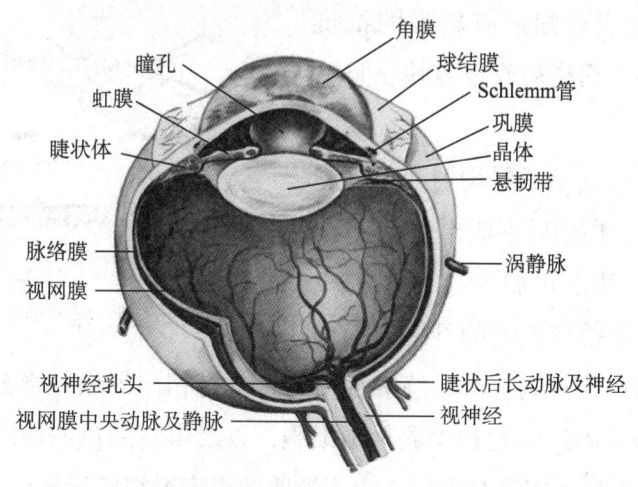

图 2-1　眼球的解剖和生理

一、眼球壁

眼球壁分为三层，外层为纤维膜，中层为葡萄膜或色素膜，内层为视网膜。

1. 外层

外层由坚韧的纤维组织组成，构成眼球完整封闭的外壁，起到保护眼内组织、维持眼球形状的作用。外层分为前后两部分，前1/6为透明的角膜，后5/6为瓷白色的巩膜，两者移行区为角巩膜缘。

（1）角膜

1）形状。角膜为向前突出的透明组织，呈椭圆形，横径为11.5~12 mm，垂直径为10.5~11 mm。在选择软性接触镜时，接触镜的直径应比横径大1~2 mm。实际上横径和垂直径的测量均以可视虹膜直径为标准。

2）屈光力。角膜的前表面曲率半径约为7.8 mm，后表面曲率半径约为6.8 mm。经计算可求得角膜的屈光力为+43.05 D，占整个眼球屈光力的70%。角膜的屈光力之所以这么强，一方面是由于角膜屈光面的前后介质的折射率差值大，另一方面是由于角膜的曲率半径较小。测量角膜的曲率半径有助于判断是否存在角膜散光，也有助于确定接触镜的基弧。

3）厚度。角膜中央厚度为0.5~0.57 mm，从中心向周边逐渐增厚，到周边可达1 mm。

4）组织学分层（见图2-2）。角膜由外向内依次分为以下几个部分。

①上皮细胞层。其由5~6层鳞状上皮细胞构成。此层对细菌有较强的抵抗力，再生能力强，损伤后修复较快，且不留瘢痕。

②前弹力层。其是一层均匀、无细胞结构的透明薄膜，损伤后不能再生。

③基质层。其占角膜全厚度的90%以上，由约200层排列整齐的纤维薄板构

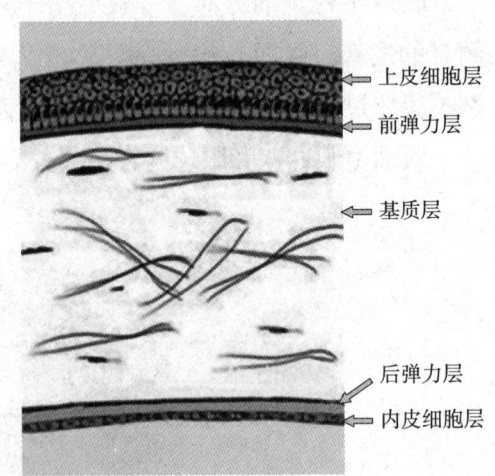

图2-2 角膜的组织学分层

成。板层间互相交错排列，与角膜表面平行，具有相同的屈光指数。板层由胶原纤维构成，其间有固定细胞和少数游走细胞，以及丰富的透明质酸和一定含量的黏多糖。此层损伤后不能完全再生，由不透明的瘢痕组织所代替。

④后弹力层。其为一层富有弹性的透明薄膜，坚韧，抵抗力较强，损伤后可迅速再生。

⑤内皮细胞层。其紧贴于后弹力层后面，由一层六角形细胞构成，具有角膜-房水屏障功能。损伤后不能再生，常引起基质层水肿，其缺损区依靠邻近的内皮细胞扩展和移行来覆盖。随着年龄的增加，角膜内皮细胞的密度逐渐下降，10多岁时角膜内皮细胞的密度为 3 000～4 000 个/mm^2。

5）氧气来源。80%来自于空气，空气中的氧气溶解于泪液中到达角膜表面；15%来自于角巩膜缘血管网；5%来自于房水。

6）生理特点。透明性，角膜内无血管，含水量恒定；灵敏性，角膜上皮层含丰富的神经纤维末梢，感觉十分敏锐。

7）功能。屈光成像功能，角膜的屈光力非常强，是屈光系统的重要组成部分；保护功能，角膜与巩膜构成眼球壁外层，且角膜感觉灵敏，能迅速引起关闭眼睑及流泪等反射机制，起到对眼球的保护作用。

（2）巩膜

1）形状及位置。巩膜是眼球壁外层的后 5/6 部分，质地坚韧，呈瓷白色，由致密交错的纤维组成。巩膜前接角膜，在后部与视神经交接处分为内外两层，外 2/3 移行于视神经鞘膜，内 1/3 呈网眼状，称巩膜筛板。此板很薄，视神经纤维由此穿出眼球。巩膜表面被眼球筋膜包裹，前面又被球结膜覆盖，于角巩膜缘处角膜、巩膜和结膜三者结合。儿童的巩膜薄，可透出其内面的葡萄膜颜色，为蓝色；老年人的巩膜由于脂肪的沉积而呈淡黄白色。

2）厚度。巩膜各处的厚度不同。视神经周围最厚，约为 1 mm。视神经穿过的筛板处最薄弱，易受眼内压影响。赤道部厚 0.4～0.6 mm，在直肌肌腱附着处约为 0.3 mm。

3）组织学分层。巩膜由外向内依次分为表层巩膜、巩膜实质层和棕黑层。

4）生理特点。巩膜血管和神经较少，但巩膜表层血管相对要多一些，故较易发生炎症，疼痛症状较明显。深层巩膜炎症则易迁延。

5）功能。巩膜与角膜一同构成眼内容的外屏障，其主要功能为维持眼球外形，保护眼内组织以稳定视力，避光形成暗盒。巩膜同时又是眼外肌的附着处。

（3）角巩膜缘

角巩膜缘为角膜与巩膜的移行区。由于透明的角膜嵌入不透明的巩膜内，并逐渐过渡到巩膜，所以在眼球表面没有一条明确的分界线。一般认为，角巩膜缘前界起于角膜前弹力层止端，后界为后弹力层止端后移 0.75 mm。在外观上，角巩膜缘可见 1 mm 宽的半透明区及 0.75 mm 宽的白色巩膜区，包含小梁网及巩膜静脉窦等重要组织结构。

2. 中层（葡萄膜）

中层由于含有丰富的血管和色素，故又称血管膜、色素膜、葡萄膜。此层由相互衔接的三部分组成，由前到后分别为虹膜、睫状体和脉络膜。

（1）虹膜（见图 2-3）

1）形状及位置。圆盘状膜，自睫状体伸展到晶状体前面。眼球的颜色主要由虹膜色素的量决定，色素少表现为蓝色，色素多则为棕色。

2）解剖学特点。虹膜表面有呈辐射状凹凸不平的皱褶，称为虹膜纹理和隐窝；虹膜的中央有一直径为 2.5～4 mm 的圆孔，称为瞳孔。在自然光线下瞳孔的直径小于 2 mm，称瞳孔缩小，常见的

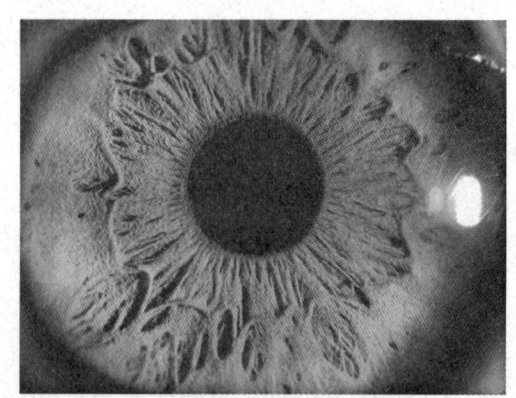

图 2-3　虹膜

疾病为虹膜睫状体炎；在自然光线下瞳孔的直径大于 6 mm，称瞳孔散大，代表疾病为青光眼。距瞳孔缘约 1.5 mm 的虹膜上有一环形齿轮状的隆起，称为虹膜卷缩轮，将虹膜分为瞳孔区和睫状区。虹膜周边与睫状体连接处为虹膜根部。正常人虹膜后面的色素上皮层可向外翻，在瞳孔缘呈现为一条窄的环形黑色花边。

3）组织学分层。虹膜的组织结构由前向后分为四层：前表面层、基质与瞳孔括约肌层、前色素上皮与瞳孔开大肌层、后色素上皮层。

4）生理学特点。虹膜内血管丰富，炎症时以渗出为主。虹膜的感觉来源于第 V 脑神经眼支分支，炎症时可引起疼痛。

5）功能。虹膜有环形的瞳孔括约肌（副交感神经支配）和放射状的瞳孔开大肌（交感神经支配）。根据外界光线的强弱，瞳孔括约肌和瞳孔开大肌二者相互作用，使瞳孔缩小或扩大，调节进入眼内的光线，保证视网膜成像清晰并减少有害光线损伤视网膜。瞳孔的大小与年龄、屈光状态、精神状态等因素有关。

（2）睫状体

1）形状及位置。睫状体位于虹膜根部与脉络膜之间，为宽约 6 mm 的环状组织，其矢状面略呈三角形，如图 2-4 所示。

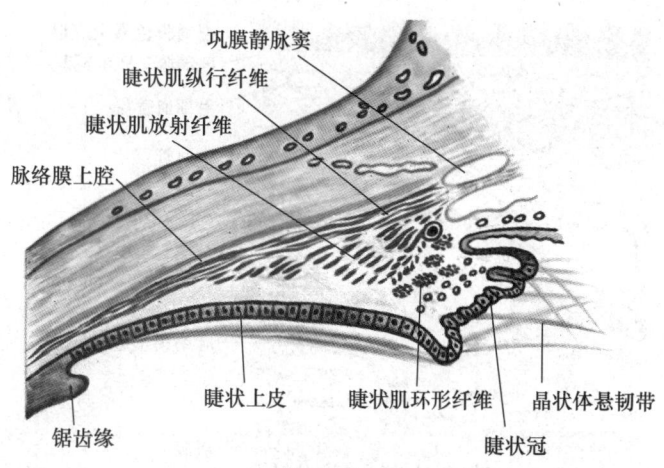

图 2-4 睫状体结构示意图

2）解剖学特点。睫状体前 1/3 较肥厚，称为睫状冠，宽约 2 mm，血管丰富，内表面有 70~80 个纵形放射状突起，称为睫状突；后 2/3 薄而扁平，称为睫状体扁平部或睫状环；扁平部与脉络膜连接处呈锯齿状弯曲，称为锯齿缘，为睫状体的后界；睫状体与晶状体赤道部之间有纤细的晶状体悬韧带互相连接。

3）组织学分层。从内向外分五部分：无色素睫状上皮、色素上皮、基质、睫状肌和睫状体上腔。睫状肌由纵行、放射和环形三种肌纤维构成。

4）功能。睫状突上皮产生房水，为眼内组织提供营养，并维持眼内压；睫状肌收缩，悬韧带放松，晶状体借助自身的弹性变凸，曲率半径减小，眼屈光系统的屈光力增强，产生调节作用。

（3）脉络膜

1）形状及位置。脉络膜（见图 2-5）包围整个眼球的后部，前起于锯齿缘，与睫状体扁平部相连，后止于视神经盘周围。脉络膜和巩膜连接疏松，二者之间存在潜在性间隙，称为脉络膜上腔；脉络膜和视网膜色素上皮层则连接紧密。

2）组织学分层。由外向内依次为：脉络膜上组织（构成脉络膜上腔）；血管层，包括大血管层、中血管层和毛细血管层；玻璃膜（Bruch 膜）。

3）生理特点。脉络膜中的血液量为眼球总血液量的 90%，其生理功能有营养视网膜色素上皮和内颗粒层以外的视网膜、视神经的一部分，黄斑中心凹的血液供应只来自于脉络膜的毛细血管。此外，脉络膜还有散热、遮光和暗房作用（含有丰富的色素）。

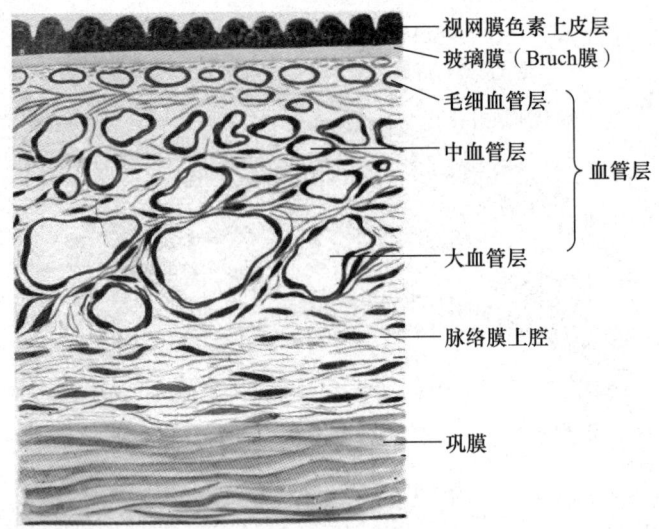

图 2-5 脉络膜结构示意图

3. 内层

（1）视网膜

1）形状及位置。其为一层透明的薄膜，前部始于锯齿缘，后部到视盘。

2）组织学分层。视网膜由外向内依次分为以下几个部分（见图 2-6）。

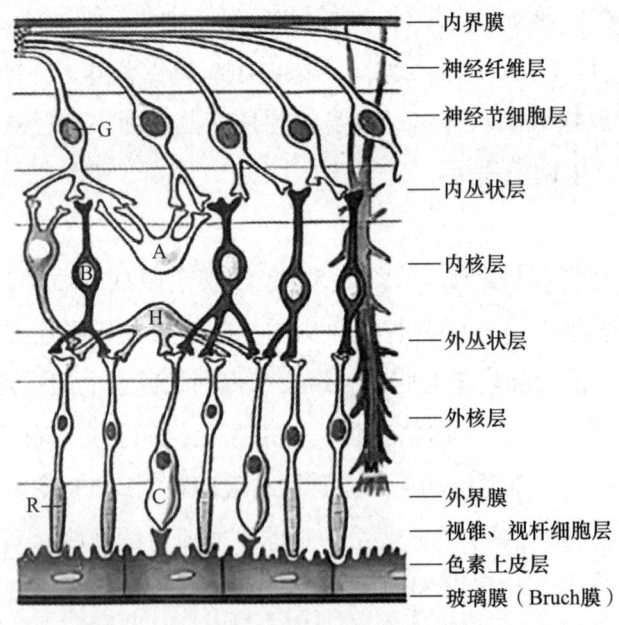

图 2-6 视网膜的组织示意图

R—视杆细胞　C—视锥细胞　H—水平细胞　B—双极细胞　A—无长突细胞　G—神经节细胞

①色素上皮层。此层与脉络膜的玻璃膜紧密相连，是由排列整齐的单层六角形柱状色素上皮细胞组成。相邻的细胞间有连接复合体，其紧密连接构成血-视

网膜外屏障。病理上的视网膜脱离就是指这一层和内九层分离。

②视锥、视杆细胞层。光感受器细胞有两种：一种是视锥细胞，主要集中在黄斑区，有分辨颜色的作用，能感受强光，司明视觉，有精细辨别力，形成中心视力；另一种是视杆细胞，分布在黄斑区以外的视网膜，无辨色功能，能感受弱光，司暗视觉，形成周边视力。光感受器细胞的超微结构（见图 2-7）包括外节、内节、连接纤毛等。在生理功能上，外节居重要地位。外节由许多扁平膜盘堆积组成，约含 700 个。外节的外周为浆膜所围绕。视锥细胞外节呈圆锥形，膜盘与浆膜连续，膜盘含有三种与色觉相应的视色素；视杆细胞外节则为圆柱形，膜盘与浆膜分离，膜盘内充满视紫红质，为感光色素。膜盘脱落与光刺激有关，其吞噬则由视网膜色素上皮层完成。

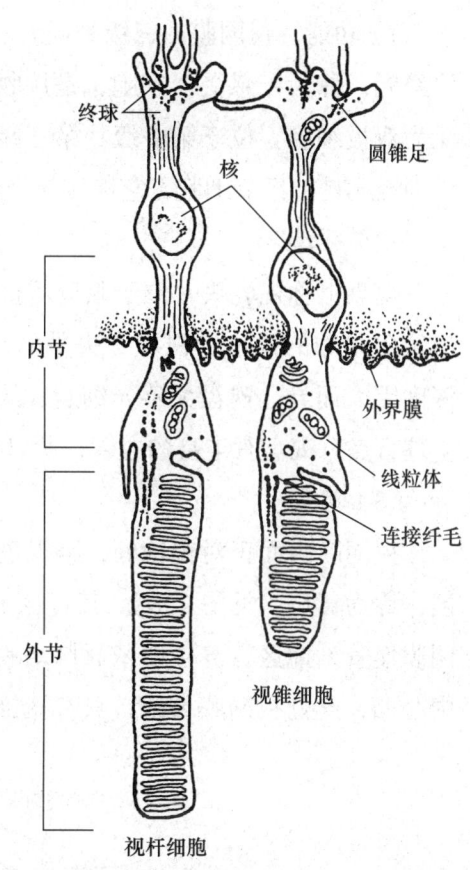

图 2-7 光感受器细胞的超微结构示意图

③外界膜。其为无结构的薄膜，上面有许多小孔，视锥细胞、视杆细胞从中穿过。

④外核层。其又称外颗粒层，由光感受器细胞的胞核组成。视杆细胞感暗视觉，无色视觉；视锥细胞感明视觉和色觉。

⑤外丛状层。其由光感受器细胞的轴突、双极细胞树突、水平细胞突起及 Müller 纤维组成。

⑥内核层。其又称内颗粒层，由双极细胞、水平细胞、无长突细胞及 Müller 细胞的胞核组成。

⑦内丛状层。其主要由双极细胞的轴突及神经节细胞的树突形成的神经网络组成。

⑧神经节细胞层。其主要由神经节细胞的胞体组成。

⑨神经纤维层。其主要为神经节细胞的轴突。

⑩内界膜。其为视网膜和玻璃体之间的一层薄膜。

3）功能。视网膜由三级神经元、神经胶质细胞和血管组成。最外层为第一级神经元，称为光感受器细胞，是接收、转变光刺激的神经上皮细胞；第二级神经元为双极细胞，位于第一级、第三级神经元之间，起联络作用；居于内层的第三级神经元是神经节细胞，它能传导神经冲动，轴突汇集在一起形成视神经。

（2）视盘

视盘也称视乳头，位于眼球后极稍偏鼻侧，直径约 1.5 mm，是视神经纤维汇集穿出眼球的部位。视盘中央呈漏斗状，称为生理凹陷，其形状、大小、位置、深度因人而异。视盘无感光细胞，故无视觉，所以在正常视野中存在一个盲点叫生理盲点。视盘有丰富的血管，所以呈淡红色。

（3）黄斑

视网膜内面正对视轴处，距视盘 3~4 mm 的颞侧稍偏下方，有一椭圆形凹陷区，称为黄斑（见图 2-8）。其直径 1~3 mm，为视锥细胞集中处。黄斑区没有视网膜血管，此区营养主要依靠脉络膜毛细血管层供应。该区中央有一小凹，称为中心凹，此处视网膜最薄，只有视锥细胞。光线到达中心凹时能直接照射到视锥

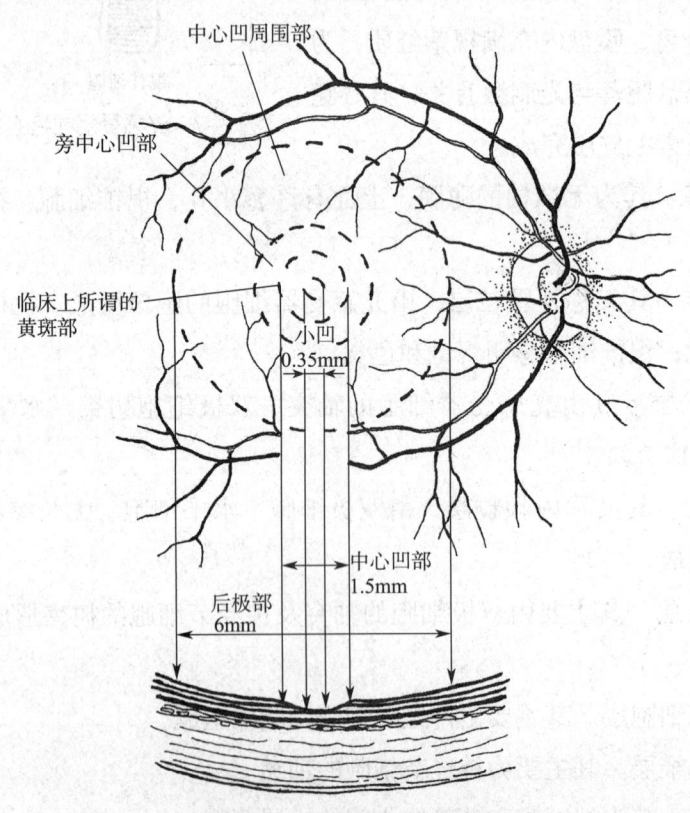

图 2-8 视网膜黄斑部示意图

细胞上,是中心视力最敏锐之处。黄斑区以外的视网膜司周边视力,黄斑至视盘的神经纤维即盘斑束呈弧形分布,约为视神经所含全部纤维的一半,从而保证了黄斑的生理功能需要。

(4)锯齿缘

锯齿缘为视网膜感觉部前端的终止处,距角巩膜缘 6.6~7.9 mm。

二、眼球内容

1. 眼内腔

眼内腔包括前房、后房和玻璃体腔。

(1)前房

前界为角膜的后面,后界为虹膜和瞳孔区晶状体的前面。前房内充满房水,容积为 0.2 mL。前房中央部深 2.5~3 mm,周边部渐浅。

前房最周边部称为前房角(见图 2-9),位于前房的边缘部内。前房角由角膜缘、睫状体及虹膜根部围绕而成,其前壁为角膜缘,后壁为虹膜根部,两壁在睫状体前面相遇,构成房角隐窝。房角隐窝由睫状体前端构成,房角镜下为一条灰黑色的条带,称为睫状体带。

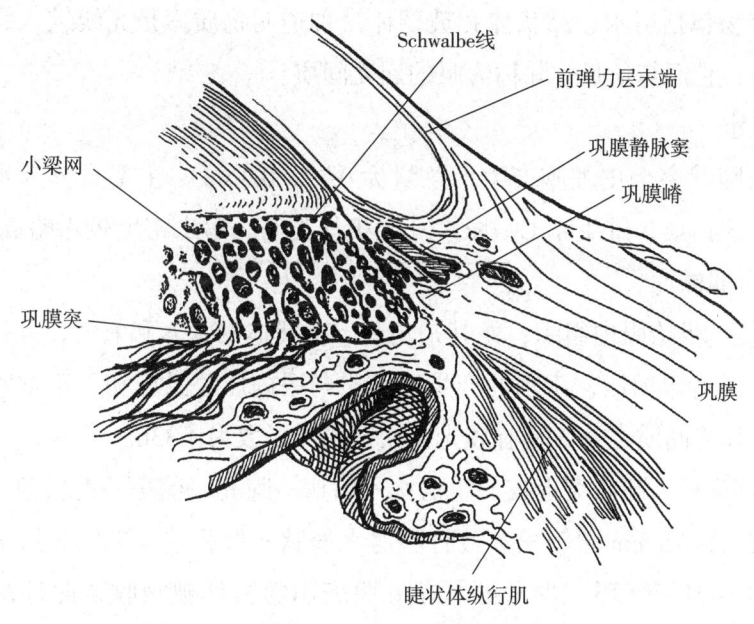

图 2-9 前房角示意图

前房角前壁的前界线称为 Schwalbe 线,在房角镜下呈一条灰白色发亮略微突起的线,为角膜后弹力层的终止部。

巩膜突为巩膜内沟的后缘，向前房突起，为睫状肌纵行纤维的附着部。

巩膜静脉窦是一个围绕前房角一周的环行管，位于巩膜突稍前的巩膜内沟中。表面由小梁网所覆盖，向外通过巩膜静脉网或直接经房水静脉将房水运出球外，向内与前房相通。

小梁网为位于巩膜静脉窦内侧、Schwalbe 线和巩膜突之间的结构。房角镜下是一条宽约 0.5 mm 的浅灰色透明带，随年龄增加呈黄色或棕色，常附有色素颗粒，是房水排出的主要区域。组织学上是以胶原纤维为核心、围以弹力纤维及玻璃样物质，最外层是内皮细胞。小梁网可分为葡萄膜部、角巩膜部和近小管组织，近小管组织是房水外流的主要阻力部分。

（2）后房

后房为位于虹膜后面、睫状体前端、晶状体悬韧带前面和晶状体前面的环形间隙。后房内充满房水，容积约为 0.06 mL。

（3）玻璃体腔

玻璃体腔前界为晶状体的后面、晶状体悬韧带和睫状体的后面，后界为视网膜的前面。玻璃体腔内填充透明的玻璃体，占眼球内容积的 4/5，约为 4.5 mL。

2. 眼内容物

眼内容物包括房水、晶状体和玻璃体三种透明物质，是光线进入眼内到达视网膜的通路，它们与角膜一并称为眼的屈光间质。

（1）房水

房水由睫状突上皮细胞产生，总量为 0.25~0.3 mL。主要成分为水，含有少量氯化物、蛋白质、维生素 C、尿素及无机盐类等。房水密度较水略高，pH 值为 7.3~7.5，呈弱碱性。

1）功能。供给眼内组织，尤其是角膜、晶状体的营养和氧气，并排出其新陈代谢产物；维持眼内压，房水的产生和排出与眼内压关系密切，正常时两者处于平衡状态；屈光间质之一，具有屈光作用，屈光指数为 1.336。

2）循环途径。睫状突上皮产生房水→后房→瞳孔→前房→前房角→小梁网→巩膜静脉窦（Schlemm 管）→集液管和房水静脉→最后进入巩膜表层的睫状前静脉而归入全身血液循环。少量房水在虹膜表面隐窝处被吸收，此外尚有少部分房水经脉络膜上腔吸收。

（2）晶状体

1）形状及位置。晶状体是一个双凸透镜状的富于弹性的透明体，位于虹膜、瞳孔之后，玻璃体之前，借晶状体悬韧带与睫状体连接，是重要的屈光间质之一。晶状体后表面的凸度大于前表面，后表面中央为后极，前表面中央为前极，显露于瞳孔中央。前后两面交界处为赤道部。成人的晶状体直径为9～10 mm，厚4～5 mm。

2）组织结构

①晶状体囊膜。其为一层富于弹性的无细胞透明薄膜，完整地包绕在晶状体周围。前面的称为前囊，后面的称为后囊，各部位囊膜厚度不一致，后囊较前囊薄，周边部比中央区厚。前囊内面直到赤道部附近有一层立方上皮，能不断分裂增殖推向赤道部，在赤道部逐渐延长，最后变成晶状体纤维。而后囊膜下没有上皮细胞。

②晶状体纤维。其构成晶状体的主要成分，结构层次类似于洋葱，可分为两部分。第一部分是晶状体皮质，新形成的晶状体纤维位于囊膜下，居于外层，质软，构成晶状体皮质。第二部分是晶状体核，随着纤维的老化，旧的纤维被挤向中央、脱水、硬化而形成晶状体核。自外向内可为成人核、胎儿核、胚胎核（见图2-10）。

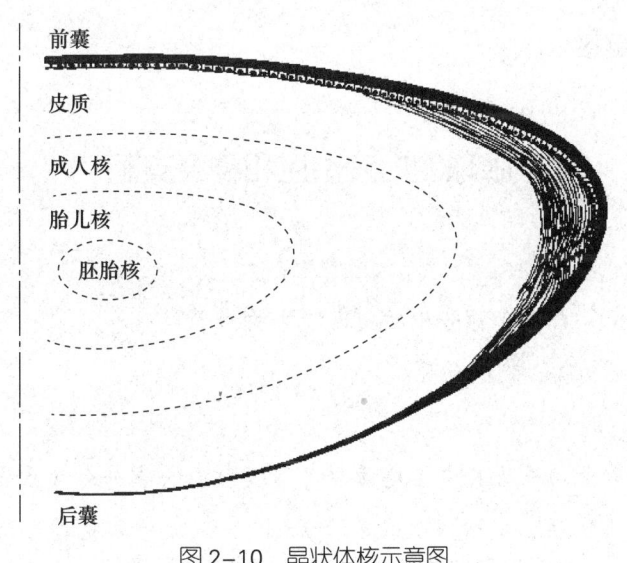

图2-10　晶状体核示意图

3）生理特点。晶状体透明、无血管，是重要的屈光间质，其屈光力约为+19 D。晶状体的营养主要来自房水，新陈代谢复杂。当代谢受到障碍或囊膜受损时，晶状体就会变混浊，形成白内障而影响视力。晶状体具有弹性，能够借助于睫状肌、悬韧带的作用改变其屈光力，从而具有调节作用。随着年龄的增加，晶状体变硬、弹性减弱，导致调节作用减退，出现老视。

4）功能。晶状体是眼屈光系统的重要组成部分，参与眼球的屈光作用、调节功能。同时，晶状体还能过滤部分紫外线，起到保护视网膜的作用。

（3）玻璃体

玻璃体为透明、无血管、无神经、具有一定弹性的胶体，充满在晶状体后的空腔内，是眼屈光间质之一。前面有一凹面称为玻璃体凹，晶状体后面位于其内。其他部分与视网膜和睫状体相贴，以视盘周围和锯齿缘前 2 mm 处结合最紧密。在玻璃体中央可见密度较低的狭长漏斗状管，称为玻璃体管（Cloquet 管），在胚胎时有玻璃体动脉通过。玻璃体主要由胶原纤维及酸性黏多糖组成，其表层致密，形成玻璃样膜。

玻璃体的营养来自脉络膜和房水，本身代谢极低，无再生能力，脱失后留下的空隙由房水填充。当玻璃体周围组织发生病变时，玻璃体代谢也受到影响而发生液化、变性和混浊。玻璃体充满眼球后 4/5 的玻璃体腔内，起着支撑视网膜和维持眼内压的作用。如果玻璃体脱失、液化、变性或形成机化条带，不但影响其透明度，而且易导致视网膜脱离。

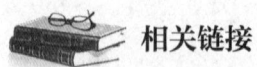 **相关链接**

眼球的血液供应和神经支配

1. 动脉系统

动脉系统来自眼动脉分出的视网膜中央血管系统和睫状血管系统，主要指视网膜中央动脉、睫状动脉。

（1）视网膜中央动脉

视网膜中央动脉及其分支是营养视网膜内层的唯一血管系统，属终末动脉。在眶内从眼动脉发出，于眼球后 9～11 mm 处穿入视神经中央，从视神经乳头穿出，在视网膜上形成分支以营养内层视网膜，有鼻上、鼻下、颞上、颞下、黄斑上和黄斑下诸多分支，分布于视网膜内。此外，视网膜中央动脉有时还向鼻侧水平方向分出视网膜内侧小动脉。

（2）睫状动脉

1）睫状后动脉。睫状后动脉从眼动脉发出，穿过视神经附近的巩膜，在葡萄膜内形成分支，分为睫状后短动脉和睫状后长动脉。睫状后短动脉主要供应视网膜外层，睫状后长动脉主要供应睫状体和虹膜。

2）睫状前动脉。睫状前动脉参与组成角膜缘血管网和虹膜大环。

视网膜中央动脉系统与睫状动脉系统之间无吻合枝。

2. 静脉系统

眼部静脉血回流主要是通过眼上静脉和眼下静脉来完成的，它们收集了全部眶内组织和眼球的静脉血液，经过眶上裂进入海绵窦。

（1）视网膜中央静脉

视网膜中央静脉与视网膜中央动脉伴行，经眼上静脉或直接回流到海绵窦。

（2）涡静脉

涡静脉位于眼球赤道部后方，共4～6条，收集脉络膜及部分虹膜睫状体的血液，经眼上、下静脉回流到海绵窦。

（3）睫状前静脉

睫状前静脉收集虹膜、睫状体的血液。上半部静脉血流入眼上静脉，下半部静脉血流入眼下静脉。由于这些静脉无瓣，大部分经眶上裂注入海绵窦，一部分经眶下裂注入面静脉及翼腭静脉而流至颈外静脉。

3. 眼球的神经支配

（1）眼球运动神经

眼外肌由第Ⅲ、Ⅳ、Ⅵ对脑神经支配，睫状肌和瞳孔括约肌受副交感神经支配，瞳孔开大肌受交感神经支配。

1）动眼神经。动眼神经为第Ⅲ对脑神经，支配瞳孔括约肌和睫状肌。动眼神经麻痹时，可出现上睑下垂、眼球外斜视、瞳孔散大、视物模糊及瞳孔对光反射和调节反射消失等症状。

2）滑车神经。滑车神经为第Ⅳ对脑神经，支配上斜肌。

3）外展神经。外展神经为第Ⅵ对脑神经，支配外直肌。此神经受损麻痹时，患侧眼球不能向外转，导致内斜视。

（2）眼球感觉神经

眼球感觉神经是三叉神经三大分支中最小的一支，它自三叉神经节发出后穿入海绵窦外侧壁，经眶上裂入眶，向前分为泪腺神经、额神经和鼻睫神经，分布于眼睑、眼球、泪腺等部位，司一般感觉。

培训项目 2

视路及瞳孔反射径路

一、视路

视路是指视觉信息从视网膜光感受器到大脑枕叶视觉中枢的传导径路,包括视神经、视交叉、视束、外侧膝状体、视放射和视皮质,如图 2-11 所示。

1. 视神经

黄斑区发出的(盘斑束)纤维呈弧形排列到达视盘颞侧。颞侧周边部纤维以水平线为界,分别由上下方绕过黄斑纤维而到达视盘颞侧盘斑束纤维所在的上下方。鼻侧纤维则直接向视盘鼻侧汇集。上述排列情况在视神经中一直保持到球后 10~15 mm 处。此后盘斑束纤维转入视神经中央部,颞侧周边部纤维则位于视神经颞侧,鼻侧纤维仍在鼻侧。

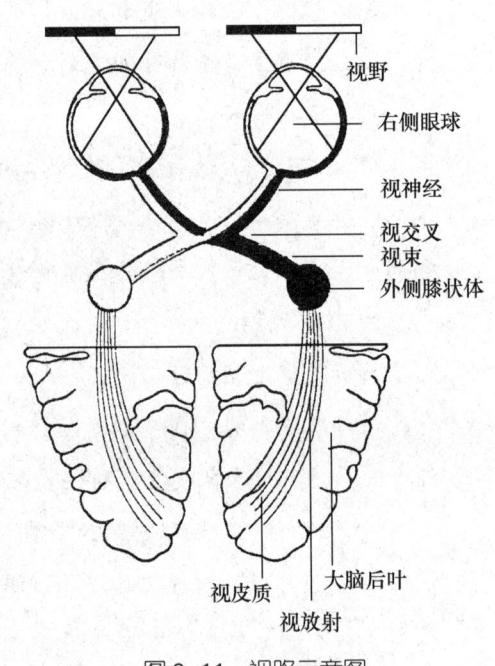

图 2-11 视路示意图

2. 视交叉

视交叉位于蝶鞍之上,是两侧视神经交叉接合膨大部,略呈扁平的长方形,横径较大,外被软脑膜包围。视交叉纤维包括交叉和不交叉的两组纤维。交叉纤维来自两眼的视网膜鼻半部,上半部的交叉纤维居视交叉的上层,在同侧形成后膝,然后进入对侧视束;下半部的交叉纤维居视交叉的下层,在对侧形成前膝,然后进入对侧视束。不交叉纤维来自两眼的视网膜颞半部。上半部的不交叉纤维居视交叉同侧的内上方;下半部的不交叉纤维居视交叉同侧的外下方,然后进入同侧视束。盘斑束纤维也分为交叉与不交叉两部分，交叉纤维在视交叉的后上方交叉至对侧，不交叉纤维进入同侧视束。

3. 视束

由视交叉向后到外侧膝状体间的视路纤维称为视束。每一视束包括来自同侧视网膜颞侧的不交叉纤维和对侧视网膜鼻侧的交叉纤维。不交叉纤维居视束的背外侧，交叉纤维居腹内侧，盘斑束纤维居中央，后渐移至背部。

4. 外侧膝状体

外侧膝状体为视觉的皮质下中枢，位于大脑脚的外侧，视丘枕的下外方，为间脑（后丘脑）的一部分。视网膜的纤维经视神经、视交叉、视束到此终止于外侧膝状体的节细胞，换神经元后发出的纤维构成视放射。在外侧膝状体中，盘斑束纤维居背部，视网膜上半部纤维居腹内侧，下半部纤维居腹外侧。

5. 视放射

自外侧膝状体节细胞发出的纤维呈扇形分散形成视放射。纤维越过内囊，在大脑颞叶视放射区的腹部形成环形，称为 Meyer 环，绕侧脑室的下脚和后脚，终止于枕叶。来自视网膜的下方纤维居腹部，上方纤维居背部，盘斑束纤维居视放射中部。交叉与不交叉的纤维混合在一起。

6. 视皮质

视皮质位于大脑枕叶内侧面的纹状区，系人类视觉的最高中枢。该区因有一白色条纹而得名。此区有距后裂，为距状裂的后 2/3 段部分，将之分为上下唇。每侧的纹状区与双眼同侧一半的视网膜相关联，如左侧的纹状区与左眼颞侧和右眼鼻侧视网膜有关。上部的纤维终止于距状裂的上唇，下部的纤维终止于距状裂的下唇。黄斑的盘斑束纤维终止于纹状区的后极部。交叉的纤维终止于深内颗粒层，不交叉的纤维终止于浅内颗粒层。

由于视网膜不同部位的纤维在视路不同段程中有精确的排列和投射部位，当视觉传导在不同部位受损时，就会出现不同的特定视野改变。临床上细微的视野检查，按其缺损变化可做出相关部位病变的定位诊断。

二、瞳孔反射径路

1. 对光反射

光线照射一侧眼时，引起两侧瞳孔缩小的反射称为对光反射，分为直接对光反射和间接对光反射。以光照一眼，引起被照眼瞳孔缩小称为直接对光反射，而引起对侧眼瞳孔同时缩小称为间接对光反射。

对光反射径路分传入径路和传出径路。

(1) 传入径路

光反射纤维和视觉纤维伴行入颅，经视交叉时一部分纤维交叉到对侧视束，另一部分纤维不交叉进入同侧视束。当接近外侧膝状体时，光反射传入纤维离开视束，经四叠体上丘臂进入中脑顶盖前区，终止于顶盖前核。在核内交换神经元后，一部分纤维绕过中脑导水管，与同侧缩瞳核（Edinger-Westphal核，简称E-W核）相联系；另一部分纤维经后联合交叉到对侧，与对侧的缩瞳核联系。

(2) 传出径路

光反射的传出纤维由两侧的E-W核发出，随同动眼神经入眶，终止于睫状神经节。在节内交换神经元后，发出节后纤维，经睫状短神经进入眼球，止于瞳孔括约肌，引起两眼同时缩瞳。之所以存在间接对光反射，是由于传入纤维在后联合处有纤维互相交叉，使每侧的E-W核包含有两眼传入的冲动。

2. 近反射

当两眼注视同一个近处目标时，同时产生瞳孔缩小，晶体变凸（调节）及两眼向内侧集合运动，这三种联合反射称为近反射。其目的是使外界物体成像清晰并投射在两眼的黄斑上。近反射的管辖为中枢性，主要由大脑皮质的协调作用来完成。其传入径路与视路伴行达视皮质，传出径路为由皮质发出的纤维，经枕叶–中脑束分别到达两侧动眼神经的缩瞳核和内直肌核。由缩瞳核发出的纤维随动眼神经入眶后到达睫状神经节，经睫状短神经到达瞳孔括约肌和睫状肌，产生瞳孔缩小和晶体的调节作用。由内直肌核发出的纤维到达双眼内直肌，使两眼产生集合作用（辐辏作用）。

培训项目 3

眼附属器的解剖和生理

眼附属器包括眼睑、结膜、泪器、眼外肌和眼眶。

一、眼睑

1. 形状及位置

眼睑是覆盖在眼球前面能灵活运动的帘状组织,是眼球前面的屏障,如图 2-12 所示。

2. 解剖学特点

眼睑分为上眼睑(以下简称上睑)

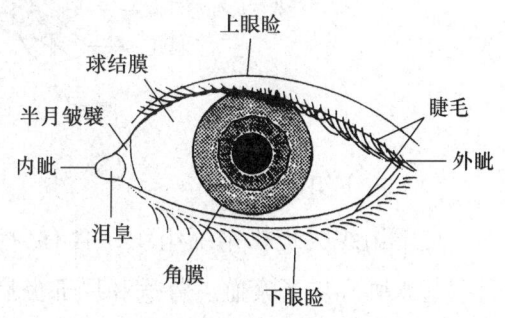

图 2-12 眼睑的外部示意图

和下眼睑(以下简称下睑),上下睑之间的裂隙为睑裂。眼睑外端联合处叫外眦,呈锐角;内端联合处叫内眦,钝圆。上下睑游离边缘叫睑缘,分前后两唇。前唇钝圆,有排列整齐的睫毛;后唇边缘较锐,紧贴于眼球前部。两唇间皮肤与黏膜交界处形成浅灰色线,称为缘间线或灰线。在灰线与后唇之间,有排成一行的细孔,为睑板腺的开口。

近内眦部上下睑缘各有一乳头状隆起,中央有一小孔,称为上下泪小点,为泪小管的开口。在内眦角与眼球之间有一结膜形成的皱襞,呈半月状,称为半月皱襞。此皱襞与内眦皮肤之间围结成一个低陷区,称为泪湖。泪湖中近半月皱襞处有一肉状隆起,称为泪阜,其上生有少量细软的毳毛。

3. 组织学分层

眼睑组织由外向内依次为:

(1)皮肤层

人体最薄的皮肤之一,细嫩而富于弹性。因为下面的结构疏松,所以睑皮肤易滑动和形成皱褶，如图 2-13 所示。

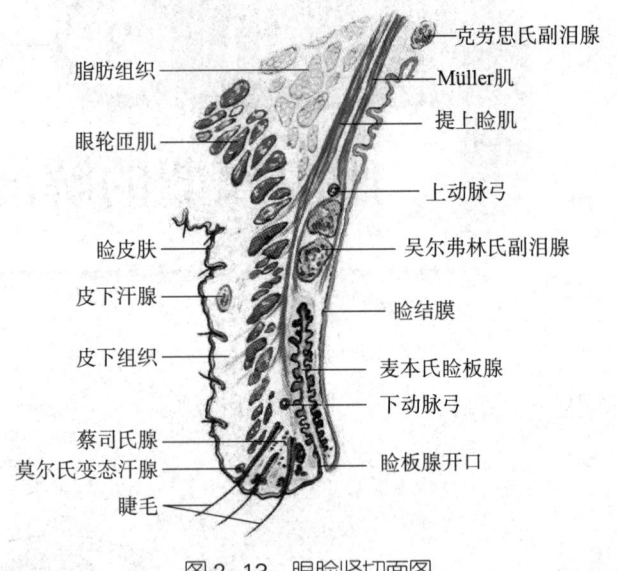

图 2-13 眼睑竖切面图

（2）皮下组织

皮下组织为疏松结缔组织，含有少量的脂肪，便于眼睑轻巧灵活地活动，最易引起水肿和皮下瘀血。肾病和局部炎症时容易出现水肿。

（3）肌肉层

此层包含三种肌肉。其中，眼轮匝肌、提上睑肌为横纹肌，而 Müller 肌为平滑肌。

1）眼轮匝肌。肌纤维的走行与睑裂平行，呈环形。肌肉收缩时眼睑闭合，由面神经支配。

2）提上睑肌。起于视神经孔周围的腱环，沿眶上壁向前至眶缘呈扇形散开，一部分止于睑板前面，另一部分穿过眼轮匝肌止于上睑皮肤下。眼睑收缩时可同时提起上睑各部分，由动眼神经支配。

3）Müller 肌。上睑的肌肉起源于提上睑肌深面的肌纤维中，向下走行于提上睑肌和结膜之间，止于睑板上缘。下睑的肌肉较小，起源于下直肌，附着于睑板下缘，该肌受交感神经支配，协助开睑。当交感神经兴奋，如惊恐、愤怒或疼痛等时，此肌收缩，加大睑裂开大程度。

（4）纤维层

纤维层由睑板和眶隔两部分组成。

1）睑板。其由致密结缔组织及弹力纤维构成。质硬如软骨，是眼睑的支架。其长度和形状与眼睑相似，呈半月状，前凸后凹，两端移行于内外眦韧带上。睑板中含有高度发达的与睑缘垂直，互相呈平行排列的睑板腺。开口于睑缘后唇，能够分泌油脂状物，起到润滑睑缘、减少摩擦和防止泪液从睑缘外溢的作用。

2）眶隔。其为由睑板向眶骨膜延伸且连续的一层很薄而富于弹性的结缔组织膜，是隔开眼睑与眼眶的一道重要屏障，能够在一定程度上阻止炎症渗出物或血等在眼眶与眼睑之间漫延。

（5）睑结膜

睑结膜层为眼睑的最后一层，它和睑板后面紧密贴合而不易分离。

4. 眼睑的血管

眼睑血液供应丰富。动脉血供应有两个来源：一是来自颈外动脉的分支，包括面动脉、颞浅动脉和眶下动脉；二是来自颈内动脉的眼动脉分支，包括鼻背动脉、眶上动脉、泪腺动脉和额动脉。眼睑的浅部组织由这些动脉分支形成的动脉网供应，深部组织则由这些动脉形成的眼睑动脉弓供应。

眼睑静脉也分为两个系统。浅层位于睑板之前，回流到面前静脉和颞浅静脉；深层位于睑板之后，汇入眼眶静脉回流到海绵窦或经面深部静脉、翼状丛再回流到海绵窦。深浅静脉系统在面静脉处相遇，成为整个眼睑静脉系统的汇合点。眼睑静脉无瓣膜，因此炎症化脓时有可能漫延到海绵窦及颅内而引起严重后果。

眼睑的淋巴以睑板为界分为浅层淋巴丛和深层淋巴丛，浅层淋巴丛接收睑皮肤及眼轮匝肌的淋巴回流，深层淋巴丛接收睑板及睑结膜的淋巴回流。眼睑的淋巴无论深丛浅丛，均由眼睑内外两组淋巴管引流，最终汇入颈深淋巴结。

5. 眼睑的神经

眼睑的神经包括运动神经、感觉神经和交感神经三种。

（1）运动神经

面神经的分支支配眼轮匝肌，司眼睑的闭合。动眼神经的分支（上支）支配提上睑肌，司上睑的提起。

（2）感觉神经

眼神经（三叉神经的第一支），由此支发出的泪腺神经，司外眦附近感觉；眶上神经为上睑的主要感觉神经；滑车上下神经支配内眦部上下睑。上颌神经（三叉神经的第二支），由此支发出的眶下神经，是主要的下睑感觉神经。

(3)交感神经

颈交感神经的分支,主要支配Müller肌,分布于血管及皮肤腺体。

6. 眼睑的功能

眼睑的主要生理功能是保护眼球,防止损伤。眼睑瞬目运动可使泪液重新分布,湿润眼球表面。

二、结膜

1. 形状及位置

结膜为一层薄而透明的黏膜组织,覆盖在眼睑后面和眼球前面,分为睑结膜、球结膜和穹窿部结膜。三部分结膜和角膜在眼球前面形成一个以睑裂为开口的囊状间隙,称为结膜囊。

2. 解剖学特点

(1)睑结膜

睑结膜覆盖于睑板内面。在距睑缘后唇2 mm处,有一与睑缘平行的浅沟,称为睑板下沟。此处易存留细小异物,检查时需注意。

(2)球结膜

球结膜覆盖于眼球前部的巩膜表面,止于角巩膜缘。球结膜与巩膜间有眼球筋膜将二者疏松相连,富于弹性,易推动。在角膜缘外3 mm宽的范围内,球结膜与其下的眼球筋膜、巩膜紧密结合。

(3)穹窿部结膜

穹窿部结膜为球结膜和睑结膜的移行部分,多皱襞,便于眼球转动。球结膜下注射即在此部位进行。

3. 结膜的分泌腺

(1)副泪腺

副泪腺结构与泪腺相似,但较小,分泌泪液。

(2)杯状细胞

杯状细胞位于结膜上皮细胞层,以穹窿部结膜最多,分泌黏液,可湿润结膜、角膜,起保护作用。

4. 结膜的血管

(1)动脉系统

结膜的动脉包括睑动脉弓和睫状前动脉。

1）睑动脉弓的穿通支于睑板下沟处穿过睑板，分布于睑结膜。周围动脉弓发出上行及下行支。下行支走向睑缘，与睑缘动脉弓的穿通支吻合供应睑结膜。上行支走向穹窿部结膜，再下行移向球结膜即结膜后动脉。结膜后动脉向前，距角膜缘约 4 mm 处与结膜前动脉吻合。睑动脉弓供应睑结膜、穹窿部结膜及距角膜缘 4 mm 以外的球结膜。此血管充血称为结膜充血。

2）睫状前动脉，在角膜缘外约 4 mm 处穿入巩膜与虹膜动脉大环相吻合。尚未穿入巩膜时，其末梢细支继续向前形成结膜前动脉，并在角膜缘周围形成深层血管网。此血管充血称为睫状充血。

（2）静脉系统

结膜的静脉与相应的动脉伴行，但远比动脉要多。上下穹窿部形成明显的静脉丛。静脉回流有三条：来自睑结膜、穹窿部结膜和大部分球结膜静脉回流引入眼睑的静脉；上睑周围动脉弓处，有一重要而明显的静脉丛，位于提上睑肌肌腱之间，其血液通过提上睑肌和上直肌的静脉，回流到眼静脉；角膜周围的静脉网，不如动脉网明显，回流于眼静脉。

5. 结膜的神经

结膜的神经有感觉神经和交感神经两种。感觉神经来自三叉神经的第一、二分支。从第一分支（眼神经）起源的有泪腺神经、眶上神经以及滑车上、下神经，分别支配上睑、穹窿部、球结膜及泪阜、半月皱襞相应的结膜。靠近角膜缘的球结膜由睫状神经支配，也属于三叉神经的第一分支。从第二分支（上颌神经）起源的眶下神经主要支配下睑结膜和下穹窿部结膜。交感神经纤维来自眼动脉的交感神经丛，是从海绵窦交感神经丛起源的。

三、泪器

1. 解剖学特点

泪器（见图 2-14）由两部分组成，即分泌泪液部分（包括泪腺和副泪腺）及排泄泪液部分（泪道，包括泪小点、泪小管、泪囊和鼻泪管）。

（1）泪腺和副泪腺

泪腺位于眼眶前部外上方的泪腺窝内，被提上睑肌肌腱分隔为较大的眶部和较小的睑部泪腺，两部在后面有桥样的腺组织相连接，正常时不能触及。其排泄导管有 10～20 根，开口于外上穹窿部结膜处。在结膜上尚有副泪腺。血液供给来自眼动脉泪腺支。

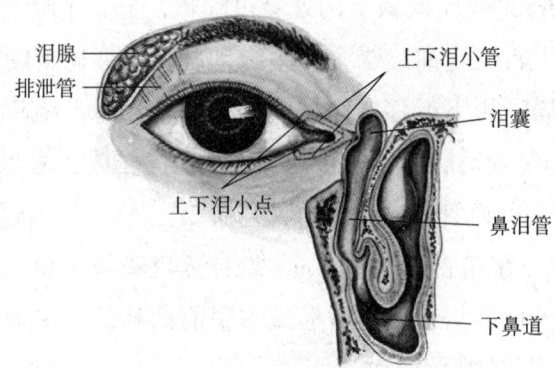

图 2-14 泪器剖视图

泪腺的神经复杂，为混合性神经，包括来自第 V 颅神经眼支的感觉纤维、起源于颅内动脉丛的交感纤维，以及面神经中的副交感神经纤维。

（2）泪道

1）泪小点。泪道的起始部，位于上下睑缘内侧端乳头状突起上，为直径 0.2 ~ 0.3 mm 的小孔，上下各一个，分别称为上泪小点和下泪小点。泪点开口面向泪湖。

2）泪小管。始于泪小点，开始时垂直于睑缘，1 ~ 2 mm，然后再转水平向鼻侧进行，最后上下泪小管汇合成泪总管，再与泪囊相接。有时上下泪小管不汇合而直接与泪囊连接。

3）泪囊。位于泪骨的泪囊窝内，上部在内眦韧带的后面，为一囊状结构，其顶端闭合成一盲端，下端与鼻泪管相接。正常泪囊长约 12 mm，管径为 4 ~ 7 mm。

4）鼻泪管。位于骨性鼻泪管的管道内，上与泪囊相接，向下逐渐变窄，开口于下鼻道外侧壁的前部。鼻腔疾病可引起泪道感染或鼻泪管阻塞而发生溢泪。

2. 泪液的分泌

泪液的分泌分为基础性分泌和反射性分泌。基础性分泌是指在正常情况下未受到刺激的分泌，一般 16 h 内分泌泪液 0.5 ~ 0.6 mL。在睡眠状态下，泪液的分泌基本停止。反射性分泌是指在疼痛和情绪激动时泪液的大量分泌。

3. 泪液的排泄

泪液自泪腺和副泪腺分泌，经排泄管进入结膜囊，依靠瞬目运动和泪小管虹吸作用，向内眦汇集于泪湖，而后进入泪小点，通过鼻泪管排出鼻腔。

4. 泪液的生理特点

泪液为弱碱性透明液体，除含有少量蛋白和无机盐外，还含有溶菌酶、免疫球蛋白 A、补体系统、β 溶素和乳铁蛋白。泪液分为三层：表面为脂质层，主要由睑板腺分泌形成；中间为水液层，由泪腺和副泪腺分泌形成；内层为黏蛋白层，由杯状细胞分泌形成。泪液除了具有湿润眼球的作用外，还具有清洁和灭菌的作用。当受到刺激时，大量泪液分泌可冲洗和排除微小异物。

四、眼外肌

1. 解剖学特点

眼外肌是附着于眼球外部的肌肉，与眼内肌（睫状肌、瞳孔开大肌和括约肌）为相对的名称。眼外肌是司眼球运动的横纹肌，每眼各有六条，按其走行方向分为直肌和斜肌。直肌为四条，即上、下、内、外直肌；斜肌为两条，即上斜肌和下斜肌。

四条直肌均起始于眶尖部视神经孔周围的总腱环。各肌的肌纤维自成一束，包围视神经分别向前展开，附着在眼球赤道前方，距角膜缘不同距离的巩膜上，如图2-15所示。内、下、外、上直肌分别附着于角膜缘后 5.5 mm、6.5 mm、6.9 mm、7.7 mm 处。

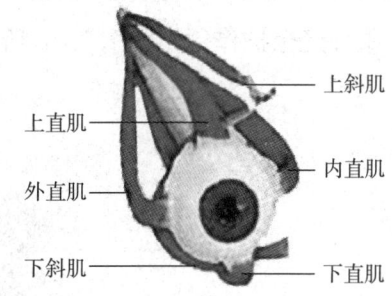

图 2-15　眼外肌示意图

上斜肌也起始于总腱环，沿眶上壁与眶内壁交角处前行，在接近眶内上缘处变为肌腱，穿过滑车的纤维环，然后转向后外方，经过上直肌的下面，到达眼球赤道部后方，附着于眼球后外上部。

下斜肌起源于眶壁的内下侧，然后经下直肌与眶下壁之间，向外伸展至眼球赤道部后方，附着于眼球的后外侧。

2. 眼外肌的作用及神经支配

眼外肌对眼球的作用，是指眼球向正前方注视时对眼球的作用。当变动眼位时，各肌的作用也有所变动。眼球的每一运动，是各肌协作共同完成的，两眼的运动也必须协调一致。眼外肌的作用及神经支配见表2-1。

表 2-1　眼外肌的作用及神经支配

肌肉	主要作用	次要作用	神经支配
外直肌	外转		外展神经
内直肌	内转		动眼神经
上直肌	上转	内转、内旋	动眼神经

续表

肌肉	主要作用	次要作用	神经支配
下直肌	下转	内转、外旋	动眼神经
上斜肌	内旋	下转、外转	滑车神经
下斜肌	外旋	上转、外转	动眼神经

五、眼眶

眼眶是容纳眼球等组织的类似锥形的骨腔，左右各一，互相对称。成人眶深 4~5 cm，容积为 25~26 mL。眼眶由七块骨组成，即额骨、蝶骨、筛骨、腭骨、泪骨、上颌骨和颧骨。眼眶除外侧壁比较坚固外，其他三壁骨质均较薄。眼眶对眼球起保护作用，如图 2-16 所示。

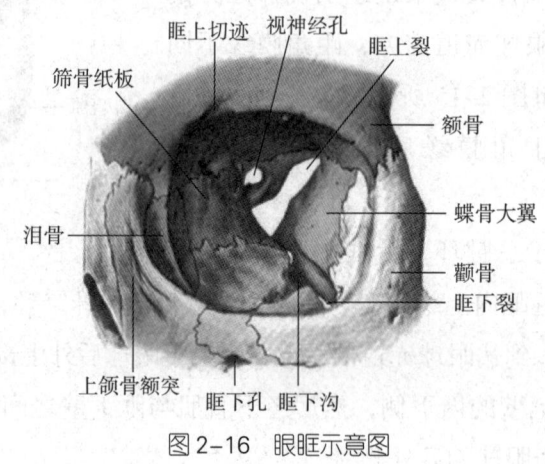

图 2-16 眼眶示意图

培训项目 4 常见眼病

一、影响视觉的常见症状

1. 视力下降

视力包括黄斑中心凹的直接视力（即中心视力）和中心凹以外视网膜周边部的间接视力（即周边视力，又称为视野）。中心视力分为远视力和近视力，通过镜片矫正后的视力称为矫正视力。

根据远近视力和矫正视力的好坏，可以对屈光不正和老视进行初步的鉴别诊断（见表 2-2）。

表 2-2 屈光不正和老视与视力的关系

项目		远视力	近视力	矫正视力
近视眼	单纯性	下降	正常	正常
	病理性	下降	下降	正常或以下
远视眼	轻度	正常或以下	正常或以下	正常或以下
	中高度	下降	下降	正常或以下
散光眼		下降	正常或以下	正常或以下
老视眼		正常	下降	正常

2. 视野缺损

眼球不动，向前注视于一点，所能看到的空间范围被称为视野，是中心凹以外视网膜的视力。

（1）青光眼视网膜神经受损后可表现出特征性的视野缺损。

（2）视神经纤维的走向和在视皮层的投射也很有规律，因而一些颅脑疾病或外伤也有特征性视野缺损，如偏盲（即视野半部缺损）。

二、影响视觉的常见眼病

1. 角膜疤痕

（1）各种炎症感染和外伤后都可能留下角膜疤痕。因此，角膜疤痕是许多角膜疾病的后遗症，其对视觉质量的影响取决于疤痕的大小、深浅，最关键的是与是否遮盖瞳孔有关。

（2）角膜云翳。浅层的瘢痕性混浊薄如云雾状，通过混浊部分仍能看清后面虹膜纹理。

（3）角膜斑翳。混浊较厚，略呈白色，但仍可透见虹膜。

（4）角膜白斑。混浊很厚，呈瓷白色，不能透见虹膜。

角膜疤痕对视力的影响往往不能通过眼镜得到矫正，严重者应进行角膜移植手术。

 **相关链接**

角膜疤痕的成因

形成角膜疤痕的主要原因是角膜炎症，浸润区角膜组织因毒素损害及营养障碍而发生变性、坏死、组织脱落，形成角膜溃疡。

若角膜炎症得到控制，则浸润逐渐吸收，溃疡的基底及边缘逐渐清洁平滑，周围上皮再生修复，将溃疡面覆盖，溃疡凹面被瘢痕组织所充填，形成瘢痕灶，根据溃疡深浅程度的不同，而遗留厚薄不等的瘢痕。

2. 白内障

白内障是晶状体疾病，表现为晶状体的透光性降低而导致的视力下降。由于晶状体是重要的屈光介质之一，同时又参与眼的调节，因此晶状体的混浊不但会引起进入眼球光线的减少，影响视网膜成像，甚至可以影响视觉系统的发育而导致弱视的发生。

白内障的临床表现包括视力下降、对比敏感度下降，可能出现眩光、双眼复视或多视、色觉的改变。核性白内障患者会因晶状体核屈光指数的增加而产生屈光指数性近视。通过肉眼或裂隙灯检查可以发现各种不同类型的晶状体混浊。

先天性白内障是一种较常见的儿童眼病，是造成儿童视力低下或弱视的重要原因。婴幼儿先天性白内障一经确诊，应尽快进行手术摘除治疗，以防止形觉剥夺性弱视的发生。同时，先天性白内障与近视眼的发生也有关系。

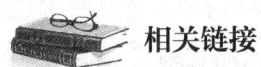 **相关链接**

> 1. 老年性白内障
>
> 老年性白内障分为皮质性白内障、核性白内障和后囊下白内障三种，皮质性白内障最为常见。其病变发展分为四期，即初发期、膨胀期、成熟期和过熟期，各个时期表现出不同的晶状体混浊程度以及屈光状态，成熟或过熟的白内障会引起青光眼。
>
> 手术治疗是主要的治疗手段，手术中置入的人工晶状体不具有调节能力。
>
> 2. 先天性白内障
>
> 先天性白内障的发病与遗传基因和环境因素的改变有关系。
>
> 典型的白内障不难诊断，但小龄、后囊下局部的白内障往往容易漏诊，特别是位于瞳孔中央的微小的晶状体混浊也会对视觉发育造成严重影响。

3. 玻璃体混浊

各种炎症反应的物质进入玻璃体、玻璃体积血后的机化物质未能完全吸收、高度近视眼等都会导致玻璃体的混浊。若增殖的玻璃体对视网膜形成牵拉，就会发生视网膜脱离。排除了眼底疾患的玻璃体混浊又称为飞蚊症，患者可见眼前黑色斑点漂游浮动，且随视线改变而移动。飞蚊症严重时应到眼科进行诊治。

4. 老年性黄斑变性

老年性黄斑变性是发达国家老年人视力损害的首要原因。随着我国人口老龄化的加速，患老年性黄斑变性的人数也日益增多。其临床表现、病程、治疗和预后也因不同的类型（萎缩型和渗出型）而不同。

萎缩型多发生在 50 岁以上的老年人中，由于进行性的视网膜色素上皮萎缩导致视力的进行性减退。

渗出型常表现为单眼突然视力下降、视物变形或中心暗点，治疗上主要是对视网膜下的新生血管进行激光光凝封闭。由于本病属变性性疾病，黄斑部又是没有血管的区域，药物很难到达作用部位，因此预后较差，视力下降往往不能矫正。

5. 视网膜脱离

视网膜的神经上皮和色素上皮之间有一定的空隙，正常时两层之间紧密连接，当受到外伤或有高度近视的时候，神经上皮与色素上皮分离便发生视网膜脱离。

造成视网膜脱离的原因有很多，外伤、玻璃体对视网膜的牵拉以及视网膜色素上皮或脉络膜病变，都会导致视网膜脱离。高度近视眼、无晶状体眼、眼底出血等是引发视网膜脱离的常见疾患。

发病初期，患者眼前有闪光感，是视网膜受到牵拉所致。一旦视网膜发生脱离，患者的视力便急剧下降并且眼前有黑影遮挡，眼底检查可见灰白隆起的视网膜或视网膜裂孔。视网膜脱离应进行手术治疗。

6. 视网膜色素变性

视网膜色素变性是遗传性视网膜疾病，遗传方式有很多，多为双眼发病，男性多于女性，近亲婚育子女发病较多。主要临床表现包括进行性视力下降和视野缺损、夜盲及特征性眼底改变。

视网膜色素变性常并发有近视眼，应注意鉴别诊断。

本病至今尚无有效治疗方法，伴有高度近视者，因视力不能良好矫正而常被误诊为弱视进行弱视治疗，这会加重病情发展，必须注意。患者应佩戴有色眼镜以保护视网膜的功能。

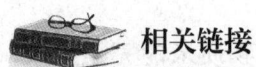 **相关链接**

视网膜色素变性的眼底检查

视网膜色素变性是一种以进行性感光细胞损害和视网膜色素上皮功能丧失为共同表现的遗传性视网膜变性性疾病。眼底检查可见视神经乳头呈蜡黄色，视网膜呈青灰色污秽状或呈青灰色外观，视网膜血管变细呈线状，视网膜萎缩，色素紊乱，典型者出现骨细胞样色素沉着。

7. 视网膜中央静脉阻塞

本病较常见，多发生于中老年人，常单眼发病，患者多有不同程度的视力下降，轻者视力可以正常或仅有眼前黑影。

眼底出血呈典型火焰状外观。目前，无疗效肯定的药物，应采取综合疗法，屈光矫正效果不理想。

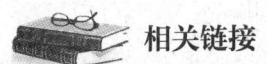 **相关链接**

视网膜中央静脉阻塞

视网膜中央静脉阻塞的眼底检查可见火焰状或片状出血，后极部较多；大血管周围出现棉绒斑，视神经乳头边界不清。

由于视网膜发生大面积的缺血，导致视网膜新生血管的形成。新生血管的形成可进一步导致出血、牵拉视网膜引起视网膜脱离以及新生血管性青光眼。

治疗上应采取综合疗法，如针对病因的治疗、活血化瘀改善微循环以减小血液黏度、激光光凝。对玻璃体积血六个月仍不吸收或伴有视网膜脱离者，应进行玻璃体切割术。

8. 视网膜中央动脉阻塞

本病多发生于老年人，常单眼发病，临床表现根据阻塞部位的不同而不同。视网膜中央动脉阻塞的发病通常较突然，主要表现为单眼中心视力的急剧下降、视野缩小或视野呈管状、瞳孔中等程度散大、直接对光反射迟钝或消失。

眼底检查可见视网膜水肿、动脉变细、管径不均匀呈串珠状、黄斑呈樱桃红色。阻塞在 1 h 内得到缓解的，视力可得到部分恢复，超过 4 h 则很难恢复，因此本病应送眼科急诊处理。

9. 视神经炎

视神经炎因病变部位不同，分为视乳头炎和球后视神经炎。临床表现为视力急剧下降，且不能进行矫正。视乳头炎患者眼底检查可见视神经乳头充血、边界模糊等，可使用皮质类固醇激素、抗生素、维生素及血管扩张剂等进行治疗。远视眼可表现为视神经乳头边界不清，被称为假性视神经炎，应进行屈光矫正。

10. 视神经萎缩

视神经是光电转换后神经冲动上传的通路，青光眼、颅脑疾病的压迫、外伤、球后视神经炎、遗传性视神经病、药物中毒等均可导致视神经纤维的退行性变化，从而引起视功能障碍。视神经萎缩表现为中心视力下降、视野检查有特征性的暗点、眼底视神经乳头颜色变淡或苍白、视觉电生理检查明显异常。由于中枢神经再生非常困难，萎缩的视神经很难重新恢复功能，视力无法矫正。

11. 青光眼

青光眼是以眼压升高、视神经损害和视野缺损为表现的疾病的总称，有闭角型、开角型、先天性、继发性及皮质类固醇性青光眼之分，主要表现为进行性视功能损害，且损害具有不可逆的特点。

急性闭角型青光眼表现为视力的急剧下降并伴有眼红、眼痛、虹视和恶心呕吐等全身症状，需眼科急诊处理，主要措施是降低眼压、抢救视力。

开角型青光眼的发病不易察觉，视力下降可无任何症状，应该引起高度重视。临床表现为眼压增高或正常、眼底视杯和视盘的比例增大以及特征性视野缺损，处理措施是控制眼压及其波动、保护视功能。

先天性青光眼是由于房角胚胎发育异常导致房水流出障碍，进而引起眼压增高，使视功能受到损害。处理措施同开角型青光眼。

眼球外伤、虹膜睫状体炎症、白内障过熟以及长期使用皮质类固醇等均可导致继发性青光眼。除了针对原发疾病进行治疗外，关键是控制眼压并保护视功能。

由于青光眼与近视眼具有高度相关性，因此，对进行性视力下降的近视患者，必须进行眼压和眼底的检查以排除青光眼的可能。避免长期使用皮质类固醇眼药水而引起皮质类固醇性青光眼。

三、其他眼病

1. 眼睑疾病

严重的先天性上睑下垂，会造成形觉剥夺从而引起形觉剥夺性弱视，应进行手术治疗。睑板腺炎症（内外麦粒肿）、囊肿以及睑缘炎症一般不会对视力造成损害，需进行抗炎或手术治疗。一些全身性疾病可导致眼睑水肿，需针对原发疾病进行治疗。

2. 泪器疾病

泪器疾病分为泪腺病和泪道病两大类。泪腺病包括泪腺的炎症、肿瘤和萎缩性疾病，应进行相对应的抗炎、手术和泪液补充治疗；泪道的阻塞会导致泪液从睑缘溢出，进行泪道冲洗有助于了解阻塞的位置和程度。

3. 结膜疾病

结膜疾病主要是结膜的炎症，可以由细菌、病毒、衣原体感染或过敏原致病。

（1）细菌性结膜炎

细菌性结膜炎最常见，有眼红、水肿、分泌物多等特点，应进行冲洗和抗炎治疗，严禁包盖。

（2）病毒性结膜炎

病毒性结膜炎发病较快，有结膜充血、水肿、滤泡等症状，分泌物较少，可伴有角膜的点状浸润、耳前淋巴结肿大和压痛，治疗上应以抗病毒治疗为主。

（3）沙眼

沙眼属于衣原体性结膜炎的一种，由衣原体感染引起，初期症状与一般非特异性慢性结膜炎相似。典型眼部症状包括结膜下血管纹理模糊、乳头增生、滤泡形成、角膜血管翳和瘢痕形成。

（4）其他结膜炎

其他结膜炎还包括具有季节性发病特点的春季卡他性结膜炎、泡性结膜炎、翼状胬肉等。胬肉波及瞳孔区可引起角膜散光，应进行手术治疗。

4. 角膜疾病

角膜疾病包括炎症、肿瘤、变性、营养不良及先天性发育异常等。

（1）炎症性角膜疾病的病原体包括病毒、细菌、真菌、原虫等，对视力的影响根据病变的范围大小、位置、累及角膜的层次不同而不同。浅层的点状角膜炎症对视力影响不大；累及角膜深层的中央性角膜溃疡对视力影响很大，视力预后较差，往往需要进行角膜移植手术；周边性的蚕食性角膜溃疡与自体免疫有关，病程迁延缓慢发展。

（2）角膜的营养不良和变性性疾病的病因多不清楚，病程缓慢。

（3）角膜的原发性肿瘤极其罕见，绝大多数肿瘤起源于结膜或角膜缘，对视力的影响各异，一般需要手术治疗。

（4）角膜的先天性发育异常包括大角膜、小角膜、球形角膜以及先天性混浊，往往合并有其他眼部异常，对视力有影响，治疗上无特殊方法。

5. 巩膜疾病

巩膜的炎症包括表层巩膜炎和深层巩膜炎。临床表现为眼部充血，充血呈暗紫色，巩膜表层血管迂曲扩张。由于支配巩膜的睫状神经受累，因此疼痛症状较明显。严重的深层巩膜炎可引起巩膜的坏死及穿孔。

婴幼儿巩膜发育不成熟，巩膜较薄而使巩膜下的葡萄膜透见，呈蓝色，不需要处理。

研究表明，巩膜在近视眼的发病中起着重要的作用。目前，尚不清楚近视眼的眼轴增长是巩膜主动塑型还是被动扩张的结果。高度近视眼可导致巩膜连同色素膜一起向后扩张形成巩膜后葡萄肿。

6. 晶状体疾病

晶状体是眼球屈光系统的重要组成部分，其形态、位置、透光性及可塑性的改变均可导致视觉异常。

（1）形态异常

形态异常一般为先天性，包括先天性球形晶状体、先天性圆锥形晶状体和先天性晶状体缺损。

（2）位置异常

位置异常包括晶状体的全脱位和半脱位，可由外伤、遗传性疾病所致。

（3）透光性及可塑性异常

透光性异常是由于晶状体局部或全部混浊所致，称为白内障。随着年龄的增加，晶状体的可塑性降低，调节力下降，出现老视，表现为视近困难，可以通过凸透镜进行矫正。

7. 葡萄膜疾病

葡萄膜炎分为前、后及全葡萄膜炎。症状包括眼红、眼痛及视力急剧下降。眼部检查可发现睫状体充血、房水混浊、角膜沉着物以及瞳孔和虹膜的病变。晚期可并发角膜混浊、白内障及继发性青光眼。

治疗措施有使用皮质类固醇和非甾体类消炎药，及时用睫状肌麻痹剂进行散瞳以解除睫状肌的痉挛并防止瞳孔粘连。

8. 视网膜疾病

视网膜疾病包括血管疾病、炎症、变性、肿瘤及脱离等。

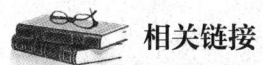 **相关链接**

视网膜疾病

1. 视网膜血管病

（1）视网膜毛细血管扩张症

该病多发生于青少年男性，常单眼发病，以眼底大量白色或黄白色物体渗出、成簇的胆固醇结晶沉着、出血、梭形和球形血管扩张为特点。本病发展通常较缓慢，可导致视网膜脱离，发病早期使用激光光凝治疗效果较好。

（2）早产儿视网膜病变

该病特征为视网膜缺血、新生血管形成及增殖性视网膜病变等，一般发生于低体重早产儿，有高浓度吸氧病史，双眼发病。根据生产史、双眼发病的特点，临床上不难诊断。治疗本病的关键在于预防，控制早产儿吸氧的时间。

（3）特发性视网膜血管炎（视网膜静脉周围炎）

该病多发生于青年男性，以双眼视网膜周边部小血管闭塞、复发性玻璃体出血及新生血管形成为主要特征。病因不明，无确切疗效药物，可进行激光光凝以减少新生血管的形成和复发性出血。

（4）糖尿病视网膜病变

糖尿病视网膜病变是糖尿病在眼部的表现，早期如病变未累及黄斑，视力不受影响；晚期如发生玻璃体出血、新生血管增殖或视网膜脱离，则视力严重受损。治疗的关键是控制血糖，新生血管应进行激光光凝以减少视网膜水肿并预防出血，对玻璃体出血不能吸收者应进行玻璃体切割手术。

（5）高血压视网膜病变

高血压视网膜病变表现为眼底动静脉管径比例改变，小动脉管径局部缩窄，动静脉交叉压迹，晚期动脉呈铜丝样或银丝样改变。患者视力正常或有不同程度的下降或严重下降，应针对原发疾病进行治疗。

2. 黄斑病变

（1）中心性浆液性脉络膜视网膜病变

中心性浆液性脉络膜视网膜病变简称中浆，是由于视网膜的外屏障受到破坏所致，多发生于中青年，男性多于女性。临床表现为患者单眼视力下降，可伴有物像大小、颜色和形状的改变。本病具有自限性，无有效药物，通常预后良好，但可复发。

（2）Stargardt 病

该病多发于儿童，为常染色体隐性遗传疾病。表现为中心视力的进行性下降，典型眼底表现为黄斑部呈金箔样反光，无特殊治疗方法，视力预后往往较差。

思考题

1. 试述眼球的基本结构。
2. 试述眼附属器的组成及其基本功能。
3. 试述角膜的基本结构及其对眼球屈光力的影响。
4. 试述晶状体与视觉质量的关系。
5. 试述视网膜的基本结构及视锥细胞和视杆细胞的生理功能。
6. 试述屈光不正与视力的关系。
7. 试述引起视力下降的常见眼病。

培训模块 三
光学

内容结构图

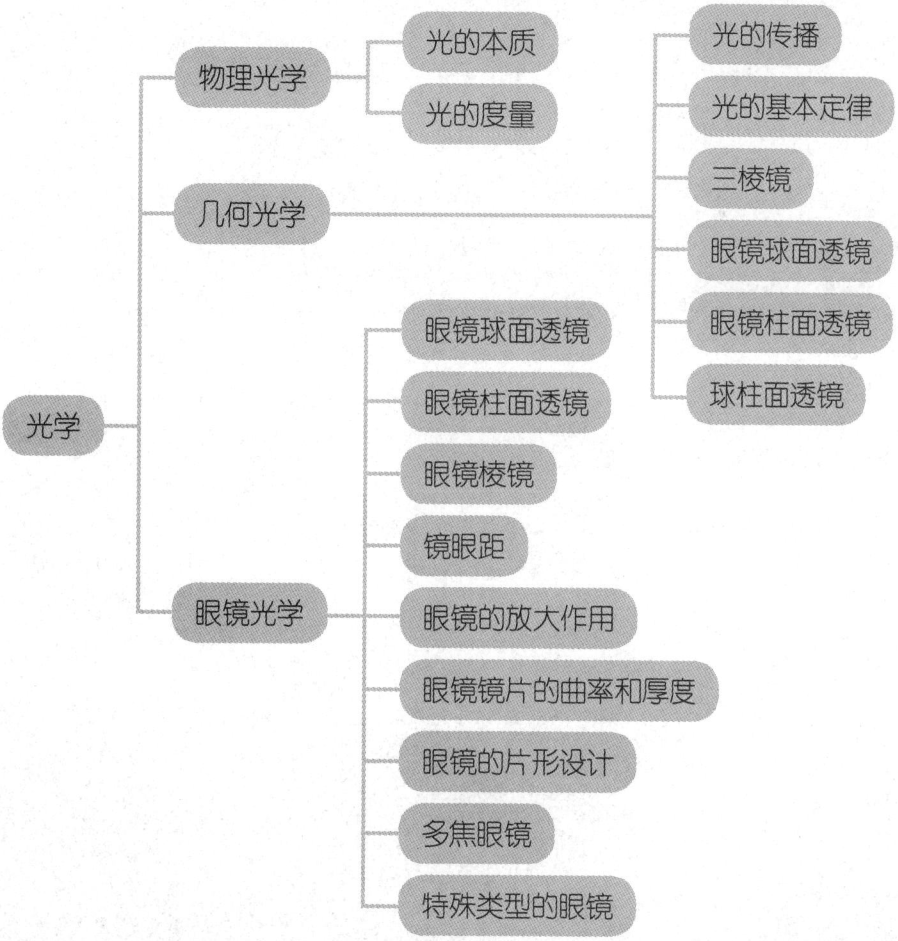

光学
- 物理光学
  - 光的本质
  - 光的度量
- 几何光学
  - 光的传播
  - 光的基本定律
  - 三棱镜
  - 眼镜球面透镜
  - 眼镜柱面透镜
  - 球柱面透镜
- 眼镜光学
  - 眼镜球面透镜
  - 眼镜柱面透镜
  - 眼镜棱镜
  - 镜眼距
  - 眼镜的放大作用
  - 眼镜镜片的曲率和厚度
  - 眼镜的片形设计
  - 多焦眼镜
  - 特殊类型的眼镜

培训项目 1

物理光学

一、光的本质

光学是研究光与视觉的一门学科。人生伊始即感受光、依赖光、利用光，也正是光的刺激使人产生视觉，可以说没有光就没有人类的活动。数百年来，人们一直在不断探讨、不断深化对光的认识，从微粒说发展到波动说、电磁说、量子说，历经了长时期的认知过程。

1. 光的微粒说

光的微粒说认为光是光源发出的一种物质微粒，在介质中以一定速度向各个方向直线传播。牛顿曾证实光的直线传播、反射折射定律，并支持光能为一连串微粒子的说法，但微粒说却无法圆满解释光的折射及后续发现的光的衍射、干涉等现象。

2. 光的波动说

17世纪，荷兰物理学家惠更斯首先提出光的波动说，认为光是一种波动，由光源发射后，向外推进，形成一连续的波面，称为波阵面。其传播方式极似水面上丢下石块所形成的水波。波阵面上各点都可视为发射次波的新波源，即引起介质振动的波源。光的波动说可以解释光的干涉、衍射、偏振等现象，在19世纪得到普遍承认。

3. 光的电磁说

19世纪后期，麦克斯韦提出一种新的波动说，认为光是由交流电磁波构成，诸如无线电波、紫外线、X射线等均是与光波性质相同的电磁波，只是波长与光波不同而已。光的电磁说将光的波动说与电和磁结合为一体，于是光的反射与折射、干涉与衍射、偏振等现象全部得到圆满的解释。

图3-1列出的电磁波谱中，能使人眼视觉神经产生光亮感觉的电磁波的波长

范围为 380～780 nm，这段波长范围叫作可见光谱，仅占全部波谱的极小部分，是具有特殊性质的电磁波。

人眼对不同波长的可见光会产生不同的颜色感觉。单一波长且具有特定颜色的光被称为"单色光"；由几种单色光混合后产生的光被称为"复色光"。白光是一种复色光，可以由三棱镜对白光的色散加以证实。不同波长的电磁波在真空中的传播速度是相同的，其值为：

$$c \approx 3.0 \times 10^8 \text{ m/s}$$

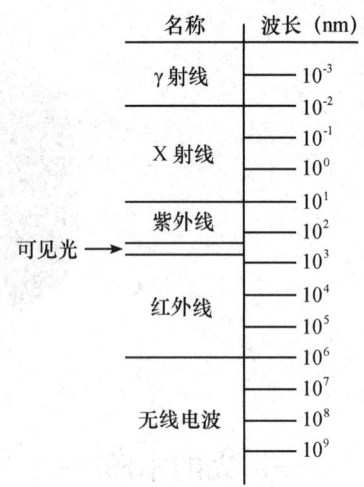

图 3-1 电磁波谱

电磁波在空气中的传播速度要比上述值低万分之三，两者相差甚微，故一般情况下，可用真空中的光速作为空气中的光速。

光波在不同介质中的传播速度不同。在真空中的光速与在某介质中的光速之比，称为该介质的折射率。

4. 光的量子说

20 世纪初，普朗克首先发现能量的发射与吸收不是连续的，而是以确定的极小单位量子间断性地进行。爱因斯坦则将此扩展到光学方面，即形成光的量子说。量子说认为发光过程并不是连续的波动过程，而是不连续的光子辐射。每个光子都具有一定的能量，光子在空间运动时，其能量仍保持密集于一处。

辐射的能量与光波频率有关。一般来说，频率越高、波长越短、能量越大的光子的微粒性越显著，而频率越低、波长越长、能量越小的光子的波动性越显著。量子说把光的波动性和微粒性这两种性质联系起来，换言之，即光具有波动和微粒的双重性质，这是光子本性在不同条件下的表现，被称为"光的波粒二象性"。这些均可在一定实验条件下得以验证，而由于实验条件的不同，光子可表现出微粒性，也可表现出波动性。

二、光的度量

1. 视觉光度测量基础

眼睛对光产生的视觉，因光的波长及强度的不同而不同。在可见光谱中，不同波长的光使人眼产生不同色觉。同时，不同波长的光所引起的视觉反应程度即光谱灵敏度也不同，人眼的这种光谱灵敏度即为视见函数。视见函数与外界照明条件有关。

图 3-2 所示为标准亮度下的视见函数曲线。由曲线可知，视感强度最高是在波长为 555 nm 处，恰在光谱的黄绿色区。即在明适应状态时，人眼对 555 nm 的黄绿光最敏感，其相应的视见函数值为 1，其他波长的视见函数值均小于 1（该理论在检影验光、红绿测试等中均有其实用价值）。而在暗适应状态时，在 507 nm 波长处出现最大视见函数值。虽然人眼无法对进入眼内的光量进行绝对测量，但通过对不同物体的光度测量，可以准确判断其明亮程度。换句话说，在可见光范围内，人们用视觉受到刺激的程度，即视觉感受来计量进入人眼的可见光。这是在光学中与能量有关的生理量，亦即视觉光度测量的基础。

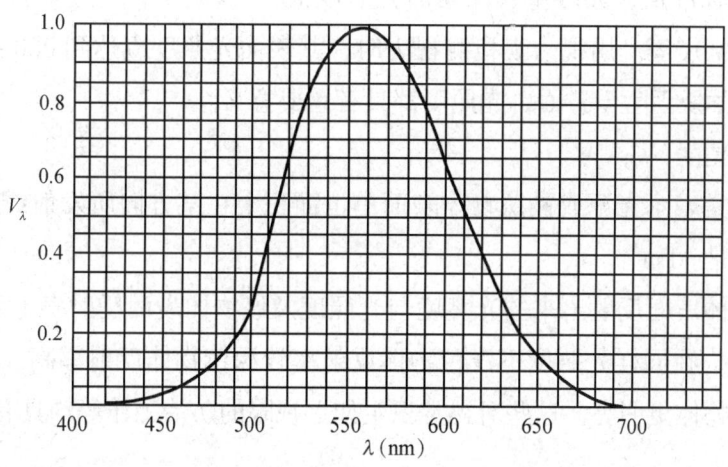

图 3-2　标准亮度下的视见函数曲线

2. 光的常用度量单位

光的常用度量单位可分为三类：光通量及发光强度、光照度、光亮度。

（1）光通量及发光强度

光通量是表示光源所辐射的总光量，这是依人眼视觉效应的强度来度量的辐射通量，单位为流明，用字母 lm 表示。

发光强度是光源在一定方向范围内（单位立体角）所辐射的光通量，是光度学基本量。其单位为坎德拉，用字母 cd 表示。1 lm 即是发光强度为 1 cd 的点光源（当光源的尺寸大小与光源到被照物体表面之间的距离相比可小至忽略不计时，该光源可视为点光源）在 1 立体角所辐射的光通量。

图 3-3 所示为一圆锥体的顶角，顶点在球心。如以 1 m 为半径作一圆球，锥底在球面上的面积为 1 m² 时，该锥体顶角即为 1 立体角。

（2）光照度

被光均匀照射的物体，其单位面积上所接受的光通量即为光照度。光照度是反映物体被可见光照射程度的物理量。

光照度的单位为勒克斯，用字母 lx 表示。当被照面每平方米所接受的光通量为 1 lm 时，其光照度即为 1 lx。

光照度与视觉及视觉卫生密切相关。在我国采光和照明卫生标准中列有许多工作场所环境的光照度标准值，如教室、课桌面光照度值不得低于 150 lx 等。用视力表检测视力时，其表面光照度应达到 200～800 lx。在临床眼屈光学及卫生学方面，光照度都具有重要意义。

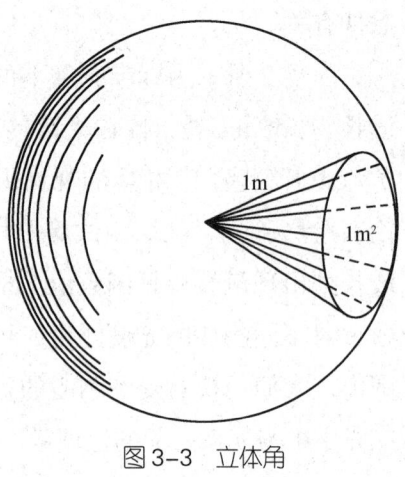

图 3-3　立体角

（3）光亮度

光亮度是表示光源或被照物体表面单位面积上在某方向所发射或反射的光通量，其单位是 cd/m^2。

被照物体表面反射出来的光亮度与光照度及该物体表面反射率（系数）有关。日常生活中，在同样光照度下浅色物体反射率较深色物体反射率高，故人在视觉上感觉浅色物体更明亮。这些对视觉卫生如近视眼的防治工作等均具有指导意义。

培训项目 2

几何光学

在几何光学中,撇开光的波动性质,不考虑光与物质的相互作用,仅以光线的概念为基础,研究光在透明介质中的传播规律和现象。

一、光的传播

1. 光线与光束

（1）光线

几何光学以光线概念为基础,这种光线是无直径、无体积、有一定方向的几何线,用来表示光的传播方向。

（2）光束

光束是有一定关系的无数光线的集合。光束的分类如下：

1）发散光束。由一发光点发出的一束光束,属同心光束,如图3-4a所示。

2）会聚光束。所有光线都会聚于一点的光束,属同心光束,如图3-4b所示。

3）平行光束。发光点或会聚点位于无穷远时,所有光线都互相平行,属同心光束,如图3-4c所示。

4）像散光束。其特点是光束会聚后既不相交于一点,又不互相平行,而是产生前后两条互相垂直但不相交的焦线,如图3-4d所示。

2. 介质

光线能通过的任何空间、透明物质（如空气、气体、水、玻璃等）都被称为光的介质。大部分光的介质对光的传播在各个方向都相同,即为均匀介质。不同介质其折射率也不同。折射率高的介质折光能力强,但光速慢,称为光密介质；折射率低的介质折光能力弱,但光速快,称为光疏介质。即使同一介质,对不同波长的色光也具有不同的折射率。

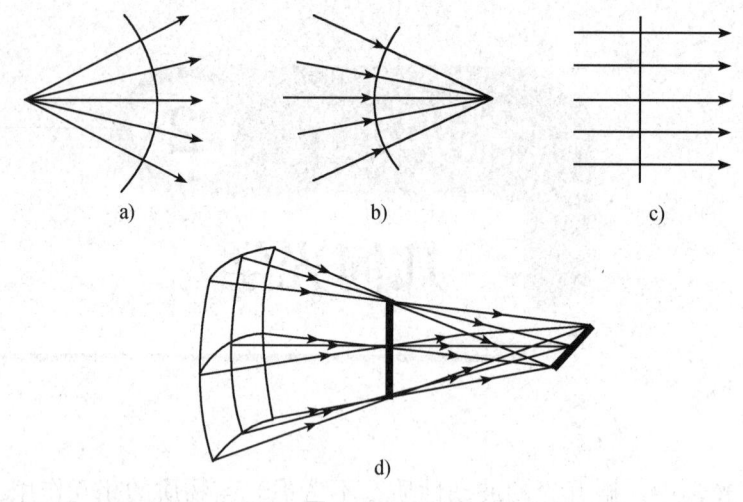

图 3-4 光束

a）发散光束　b）会聚光束　c）平行光束　d）像散光束

二、光的基本定律

1. 光的直线传播定律

在均匀介质中，光是沿着直线传播的。该定律可以解释许多自然现象，例如影子的形成等。但须注意，若光在传播途中遇到直径与光波波长接近的小孔或狭隙，将发生衍射现象而偏离直线。

2. 光的独立传播定律

来自不同方向的光线在传播途中相遇时，彼此互不影响，仍朝各自的方向前进。例如，几个探照灯光束相交时，互不影响，各光束仍按原来的方向传播。须注意，该定律只适用于不同光源发出的光。

3. 光的反射定律和折射定律

当光线投射于两种均匀透明介质的光滑分界面时，其中一部分光线经分界面反射回到原来的介质，称为反射光线；另一部分光线则通过分界面射入第二种介质，但发生偏折，改变原来的传播方向，称为折射光线。光的反射和折射如图 3-5 所示。

过光线投射点与分界面垂直的直线称为法线。如图 3-5 所示，入射光线、反射光线、折射光线与法线之间形成的夹角分别称为入射角

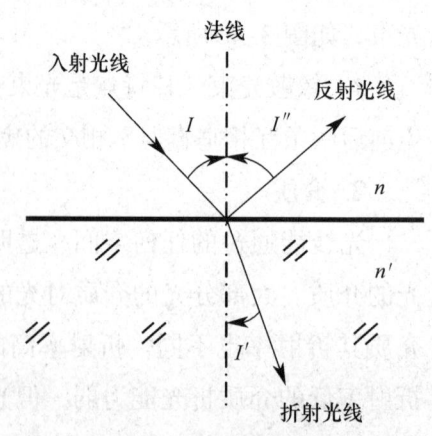

图 3-5 光的反射和折射

I、反射角 I'' 和折射角 I'。

光在两种介质的分界面上,发生反射和折射现象,进入第二介质的光线尚有部分转变为其他形式的能,这称为光的吸收(内部吸收)。被吸收的量与介质的厚度、色泽等有关。

(1)反射定律

光在反射时遵循反射定律:入射光线、反射光线和法线三者位于同一平面内,入射角(I)和反射角(I'')二者绝对值相等且符号相反,即入射光线和反射光线分别列于法线的两侧。其表达式为:

$$I=-I''$$

(2)折射定律

光在折射时遵循折射定律:入射光线、折射光线和法线三者位于同一平面内,入射角(I)和折射角(I')的正弦之比为一常数,即为两种介质的折射率之比。其表达式为:

$$\frac{\sin I}{\sin I'}=\frac{n'}{n}$$

式中,n 和 n' 分别为两种介质的折射率。

4. 光路可逆原理

沿着一定路径传播的一条光线,可沿同一条路径反向返回通过原发光点,这种性质称为光路可逆原理。

光学符号规则如图 3-6 所示。

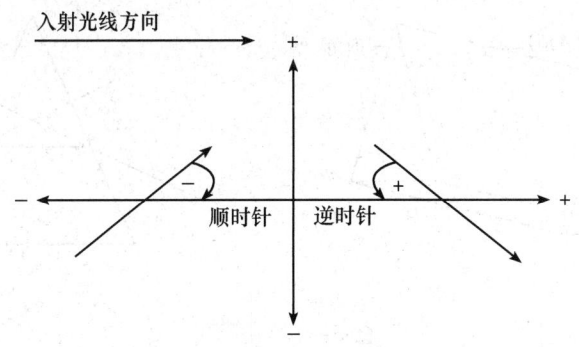

图 3-6 光学符号规则

假定光线从左向右传播:所有距离均自透镜量起,凡向左度量(与入射光线反向)为负,向右度量(与入射光线同向)为正;上下距离则自光轴量起,凡向下度量为负,向上度量为正;所有角度均自光线转向光轴度量,顺时针为负,逆时针为正。

三、三棱镜

1. 三棱镜的结构

三棱镜简称棱镜,是由玻璃透明体各平面相交而成的三角柱形体,一般所见的主切面为三角形,其结构有屈光面、棱、顶角、底等(见图3-7a)。

(1)屈光面

眼用棱镜大多很薄,用其两斜平面为光线通过面,称为屈光面。

(2)棱

棱是棱镜两个屈光面的交线,又称为顶。

(3)顶角

顶角是指两屈光面相交而成的角。

(4)底

与棱相对的一面称为底。

(5)主切面

垂直于棱的切面称为主切面。

(6)底顶线

底顶线是指通过顶且垂直于底的直线。

(7)偏向角

入射光线与出射光线的夹角称为三棱镜的偏向角(见图3-7b)。

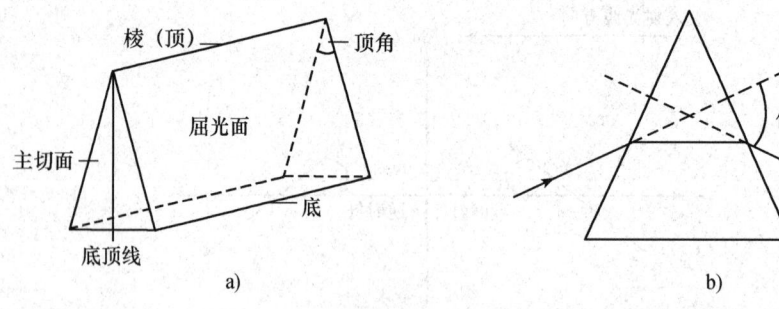

图3-7 三棱镜
a)三棱镜的结构 b)三棱镜的偏向角

2. 三棱镜的光学特性

(1)棱镜的折光性。入射光线通过棱镜时发生屈折偏斜,屈折后的光线折向其底部。棱镜虽改变光束行进方向,但不改变其聚散度,即无集合或分散光线的作用。如入射光线为平行光线,出棱镜时亦呈平行;入射光线为分散光线,出棱镜时亦为分散。

(2)无聚焦能力,无焦点,所以不能成实像。其对影像的作用与平面镜相似,只能成虚像。

(3)通过三棱镜观察物体,发觉视物向尖端移位(见图3-8)。

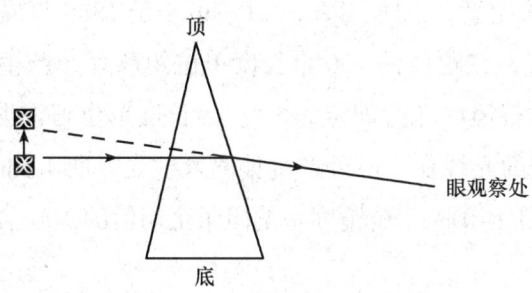

图 3-8 光线折向其底,视物向尖端移位

(4)三棱镜是组成一切眼用球面透镜和柱面透镜的最基本的光学单元。正球面透镜是由底相对的大小不同的三棱镜旋转所组成(见图3-9a);负球面透镜是由顶相对的大小不同的三棱镜旋转所组成(见图3-9b)。正柱面透镜是由底相对的大小不同的三棱镜单向排列组成;负柱面透镜是由顶相对的大小不同的三棱镜单向排列组成。

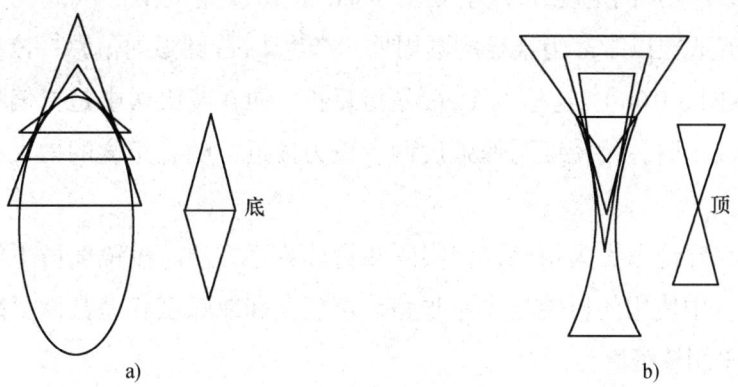

图 3-9 三棱镜光学组成

a)底相对的大小不同的三棱镜旋转组成正球面透镜 b)顶相对的大小不同的三棱镜旋转组成负球面透镜

3. 棱镜屈光力的度量及底向标示法

(1)棱镜屈光力及度量单位

棱镜使光线产生偏向的能力称为棱镜屈光力(偏向力),该屈光力大小可由其偏向角(d)决定,故可直接用偏向角的度数来度量棱镜屈光力。但应用上很不方

便,故很少使用。现介绍其他三种不同的度量单位。

1)顶角度(a)。以顶角大小来表示棱镜屈光力,如顶角为4°,记为4°a。顶角越小,屈光作用越弱;反之,越强。眼科应用的棱镜中,顶角很少超过15°,均属低度。但棱镜偏向程度不仅与顶角成正比,还与材料折射率有关,故顶角大小并不能正确表示棱镜屈光力的大小。

2)棱镜度(裴氏定度,△)。由 C. F. Prentice 于1888年提出,1$^\triangle$屈光力是指通过棱镜的折射光线,在距棱镜100个长度单位距离处,产生与入射光方向1个长度单位的偏离,该棱镜屈光力即定为1$^\triangle$。因长度单位习惯取 cm,故通常将1$^\triangle$表述为:棱镜使通过的光线在1 m 处产生偏离入射光方向1 cm 的偏移,该棱镜屈光力即定为1$^\triangle$(见图3-10a)。棱镜度是偏向角正切值的100倍($P^\triangle = 100 \times \tan d$)。

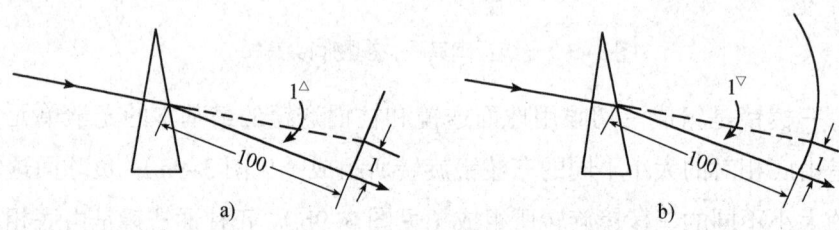

图3-10 棱镜度与厘弧度
a)棱镜度 b)厘弧度

3)厘弧度(狄氏定度,▽)。由 Dennett 于1891年提出,1$^\triangledown$屈光力是指通过棱镜的折射光线在以1 m 为半径的圆周处,产生1 cm 圆弧的偏移,该棱镜屈光力即为1$^\triangledown$(见图3-10b)。这里的1 cm 是指弧长,而在裴氏法中是指偏移的切线距离。在角度较小时,棱镜度与厘弧度两者极为接近;随着角度的增大,两者的差距逐渐增大。

厘弧度在理论上更为精确,但实际测量计算不方便。棱镜度虽不精确但使用方便,且眼科中使用的棱镜均为小顶角,棱镜度和厘弧度相差甚微,故镜片箱中棱镜仍习惯采用棱镜度。

(2)三棱镜底向标示法

利用三棱镜矫正视力,主要是将视线折向顶角。但书写棱镜处方时,并不记录所需的偏折方向,而是记录棱镜度及棱镜底所在的方向。例如需将视线向上偏折,棱镜底应朝下;需将视线向内偏折,棱镜底应朝外。一般有四个基本方向作为棱镜底的标示方位,即上、下、内、外,习惯写作:底朝上或 BU,底朝下或 BD,底朝内或 BI(基底在鼻侧),底朝外或 BO(基底在颞侧)。

临床上根据视力矫正的实际要求，有时候棱镜底应在倾斜方向。关于棱镜底的方向，现行标示法有四种，即老式英国标示法、新式英国标示法、360°标示法及直角坐标标示法。

1）老式英国标示法。这种方法是将眼的视线方向分为四个象限，即上内、上外、下内、下外，以标准标示法标出棱镜底的方向。依德国光学技术交流会的规定，不论左右眼，均以戴镜者水平向左侧为0，逆时针方向增度，正上方垂直方向为90°，右侧水平方向为180°，以此注明方位和度数。老式英国标示法如图3-11所示。

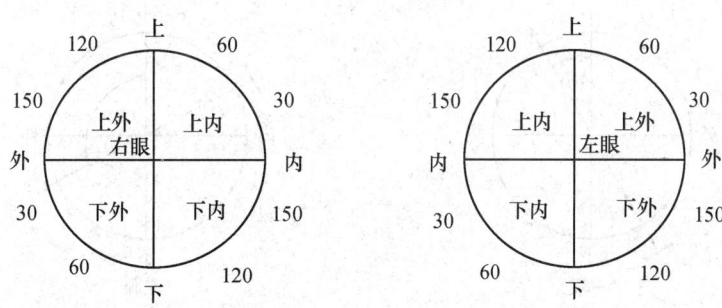

图3-11　老式英国标示法

2）新式英国标示法。这种方法是将眼的视线分为上、下两半圆，仍以标准标示法表示倾斜方向。由于老式英国标示法较笨拙，故在实用上才改用新式英国标示法。例如说上内方60°，不如说上方60°简便。就教学方便而言，老式法反而较为理想。新式英国标示法如图3-12所示。

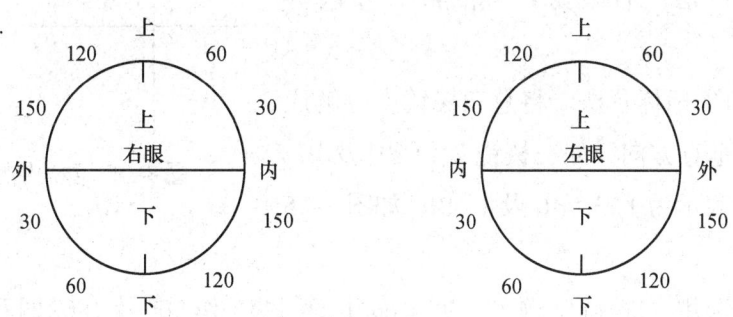

图3-12　新式英国标示法

3）360°标示法。该标示法又称360°量角规法，如图3-13所示，标示时直接写出棱镜底实际方向角度值。

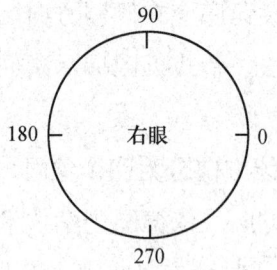 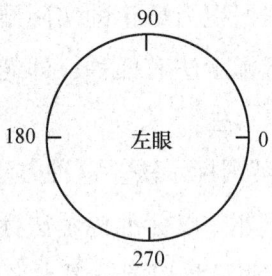

图 3-13 360°标示法

【例】试依图 3-14 所示棱镜底顶线位置，分别用上述三种方法标示其底向。

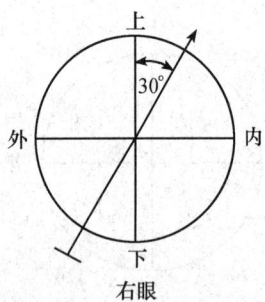 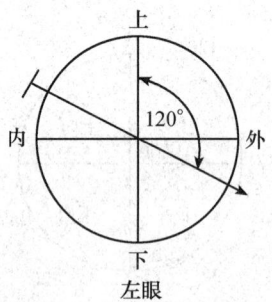

图 3-14 棱镜底顶线位置

老式英国标示法：右眼为 P$^\triangle$ 底下外 60°，左眼为 P$^\triangle$ 底上内 150°。

新式英国标示法：右眼为 P$^\triangle$ 底下 60°，左眼为 P$^\triangle$ 底上 150°。

360°标示法：右眼为 P$^\triangle$ 底 240°，左眼为 P$^\triangle$ 底 150°。

4）直角坐标标示法。将总三棱镜度分解成水平方向及垂直方向，如三棱镜 2$^\triangle$（BU 及 BI）60°，可将其表示为 1.73$^\triangle$ BU 及 1$^\triangle$ BI，如图 3-15 所示。

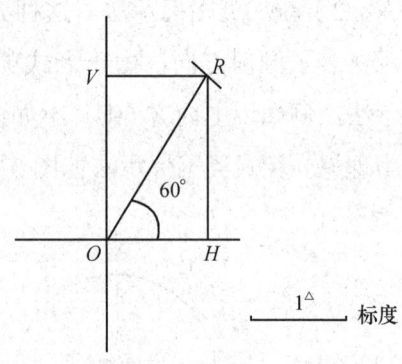

图 3-15 直角坐标标示法

方法：选用一适当比例尺，如 1 cm 代表 1$^\triangle$。作 90°及 180°两垂直线，沿 60°按比例量得 OR=2$^\triangle$。由 R 向垂直及水平方向作垂直线（RV 及 RH）。OV 代表棱镜作用的垂直成分，$OV=OR\sin 60°=1.73^\triangle$ BU。OH 代表棱镜作用的水平成分，$OH=OR\cos 60°=1^\triangle$ BI。即 2$^\triangle$（BU 及 BI）60°，可分解为 1.73$^\triangle$ BU 和 1$^\triangle$ BI。

四、眼镜球面透镜

1. 球面透镜的结构和类别

（1）球面透镜的结构

1）光学元件。光学元件是指任何用于光学方面的透明物质，对入射光线有某些作用，如反射、折射、吸收等。

2）透镜。透镜是由两个折射面包围组成的光学元件。当两侧的镜界面同为球面的一部分，或一面为球面，另一面为平面（平面也可视为半径无限大的球面）时，则称为球面透镜，简称球镜，以"Sph"或"S"表示。当透镜中央部分厚度与两球面半径相比非常小时，称为薄透镜。一般常用的眼镜片均为薄透镜。

3）透镜的主光轴、光心。透镜前后两球面各有一球心（C、C'），如图3-16所示，其连线CC'即透镜的主光轴或主轴，该轴与透镜前后面的交点A、A'分别为前后顶点。图中O点表示透镜光学中心（光心）。对薄透镜而言，其前后顶点可以看作重合在O点上，即薄透镜的光心与前后顶点重合。

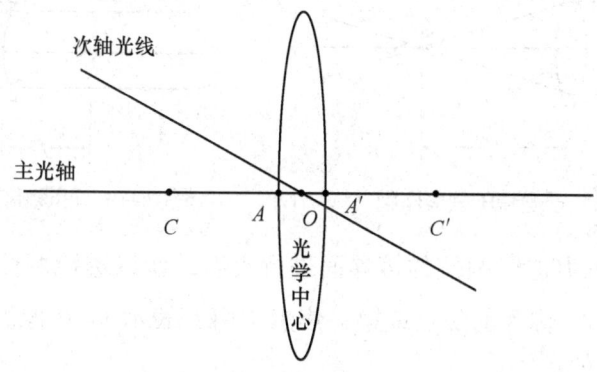

图3-16 透镜的主光轴、光心

（2）球面透镜的类别

1）依球面透镜的表面曲率及对入射光线的作用分为凸透镜、凹透镜两类。

凸透镜：其中央部分较周边部分厚，对光线有会聚作用，故又称为会聚透镜或正透镜。

凹透镜：其中央部分较周边部分薄，对光线有发散（散开）作用，故又称为发散透镜或负透镜。

2）依球面透镜的切面形状分为图3-17中的六种类型。

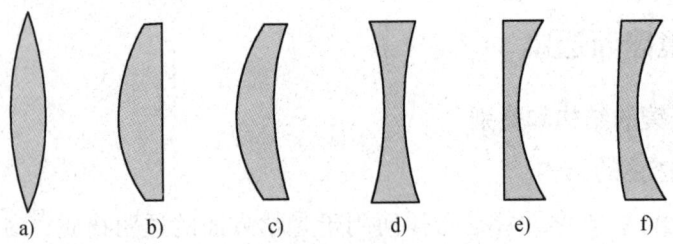

图 3-17 球面透镜的类型

a）双凸透镜　b）平凸透镜　c）正新月透镜　d）双凹透镜　e）平凹透镜　f）负新月透镜

2. 眼镜球面透镜的光学特性

（1）具有屈折光线和聚焦的能力

沿透镜主轴投射（即与主轴平行）的平行光线，经凸透镜屈折后会聚于光轴上的一点，该点被称为焦点。因凸透镜所成的像为实像，故其焦点 F' 为实焦点（见图 3-18）。平行光线经凹透镜屈折后即向外发散（见图 3-19），此发散光束反向延长的交点为其焦点，乃虚焦点（并非光线的实际会聚点）。

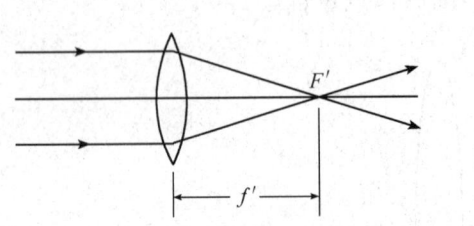
图 3-18　凸透镜的会聚作用

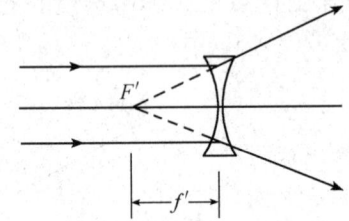
图 3-19　凹透镜的发散作用

所有光线均可由透镜两侧的镜界面进行投射，所以透镜两侧各有一焦点。在光源侧（物侧）的，称为前焦点或第一焦点（用 F 表示）；在像侧的，称为后焦点或第二焦点（用 F' 表示）。

（2）凡通过光心的次轴光线经透镜后不被屈折，仍依原来方向进行。

 **相关链接**

厚透镜的次轴光线与光心

当光线斜向投射于透镜时，投射光线经过透镜两个表面的屈光作用后，射出光线仍沿原方向前进，但向一侧移位，被称为次轴光线。分别将投射光线与射出光线延长,与主轴相交的点为结点。由于眼镜片为薄透镜,上述两结点距离非常接近,可认为重合于一点,即为光心。厚透镜的次轴光线与光心如图 3-20 所示。

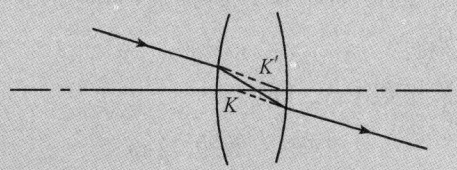

图 3-20　厚透镜的次轴光线与光心

(3) 透镜成像规则及成像公式

1) 透镜成像规则

①凡与主轴平行的投射光线,经凸透镜屈折后通过焦点;而经凹透镜屈折后发散,其反向延长线通过焦点。

②凡通过焦点的投射光线经屈折后,屈折光线与主轴平行。

③凡通过光心的光线不被屈折,仍依原来方向进行。

2) 凸透镜成像特点

①物体与所成的实像居于透镜两侧,物点与其相应的像点称为共轭焦点。就任何一组实物与实像而言,物像位置互换,其透镜效果相同,即共轭焦点有互换性(依共轭焦点关系,如是垂直于光轴的物平面,则存在一相应的垂直于光轴的像平面)。

②实像必为倒立(见图 3-21)。

③物体位置与成像虚或实、倒或正、大或小有密切关系。物在两倍焦距外,成缩小的实像;物在焦点外、两倍焦距内,成放大的实像;物在焦点内,成放大的虚像。

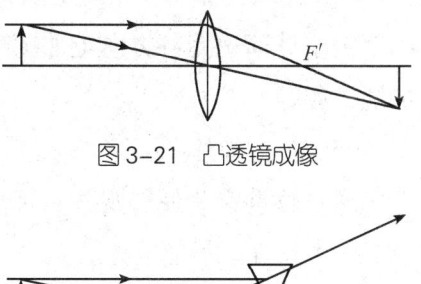

图 3-21　凸透镜成像

3) 凹透镜成像特点。无论物体放于何位置,只能形成正立缩小的虚像,且与物体在透镜同侧(见图 3-22)。

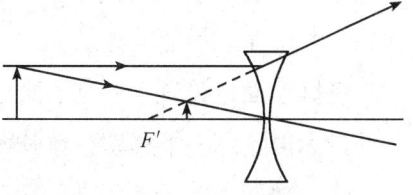

图 3-22　凹透镜成像

4) 透镜成像公式。薄透镜置于空气中,设透镜折射率为 n,物体通过透镜的成像关系式为:

$$\frac{1}{像距} - \frac{1}{物距} = \frac{1}{焦距}$$

像距为像点到透镜的距离，物距为物点到透镜的距离，焦距为焦点到透镜的距离。

【例】一灯光与屏幕相距 1 m，置 +7.00 D 的透镜于两者之间，欲成像清晰且为放大像，镜的位置应如何？

解：已知灯光与屏幕相距 1 m，即：

$$物距 + 像距 = 1\ m$$

设透镜位置与屏幕相距 x，即像距为 x，故物距为 $-(1-x)$。

依高斯透镜公式：

$$\frac{1}{像距} - \frac{1}{物距} = \frac{1}{焦距}$$

$$1/x + 1/(1-x) = 7$$

$$7x^2 - 7x + 1 = 0$$

而 $ax^2 + bx + c = 0$，其 $x = \dfrac{-b \pm \sqrt{b^2 - 4ac}}{2a}$

所以 $x = (7 + \sqrt{49-28})/(2 \times 7) \approx 0.827$（m）（为放大像，符合题意）

或 $x = (7 - \sqrt{49-28})/(2 \times 7) \approx 0.173$（m）（为缩小像，不符合题意）

即如灯光与屏幕相距 1 m，将 +7.00 D 透镜放于距屏幕 0.827 m 处，即可在屏幕上得到清晰的放大像。

（4）球面透镜各子午线上屈光力相等

由于球面透镜各方向上曲率半径均相等，所以球面透镜各子午线上屈折光线的能力相等。

（5）视觉像移

通过移动镜片使得观察目标也在移动的现象称为视觉像移，这为镜片定性提供了一种快速、简便的方法。

将负球面透镜置于眼前，通过镜片观察远处目标缩小，缓缓上下平移镜片时，所见目标也随之上下移动，镜片平移方向与目标移动方向一致，称为顺动。

将正球面透镜置于眼前，通过镜片观察远处目标放大，缓缓上下平移镜片时，将会发现目标逆镜片移动方向而动，称为逆动。

3. 球面透镜屈光力及计算

（1）球面透镜屈光力

透镜对光线聚散度改变的程度称为透镜的屈光力（或称透镜的焦度、光焦度、镜度，目前在有关配装眼镜的国家标准中采用"顶焦度"，但考虑与大学本科、专科视光学教材统一，现仍袭用"屈光力"，除行业习惯用语外）。屈光度是表示透镜屈光力大小的单位，符号为"D"，是国际通用单位。实验证明，透镜的焦距越短，使光线发生偏折的能力越强，因此以焦距（f）的倒数表示透镜的屈光能力，即透镜的屈光力：

$$F=1/f$$

式中　F——透镜的屈光力，D；

　　　f——透镜的焦距，m。

依符号规则，凸透镜的焦距为正，屈光力也为正，故凸透镜也称为正透镜或正镜；凹透镜的焦距为负，屈光力也为负，故凹透镜也称为负透镜或负镜。由于眼镜片的像侧焦距为从后顶点到像侧焦点的距离，故称为后顶焦距，眼镜片的屈光力称为后顶点屈光力（国家镜片标准中称为后顶焦度、顶焦度）。

（2）屈光力表示方法

屈光力单位为"D"，球面透镜屈光力要在"D"后面加上球面透镜的简称"S"，以"DS"表示。屈光度数通常以 $\frac{1}{4}$ DS 为间距，如 ±0.25 DS、±0.50 DS、±0.75 DS。若透镜的屈光度数为零，则记录为 0.00 DS，表示平面透镜。在某些镜片箱中，屈光度数以 $\frac{1}{8}$ DS 为间距，但表示为小数时，将第三位小数的"5"舍去，如 ±0.12 DS、±0.37 DS、±0.62 DS、±0.87 DS 等。但若两者相加时，仍然将舍去的"5"计算在内，如 0.12 DS+0.12 DS=0.25 DS。在精确的顶焦度计上，球面透镜的屈光度值可以达到 0.01 DS。

（3）球面透镜的面屈光力（面镜度）

球面透镜有两个界面，每个面使光束聚散度改变的程度称为该球面的面屈光力，通常称为面镜度。

设透镜前面屈光力为 F_1、曲率半径为 r_1，后面屈光力为 F_2、曲率半径为 r_2，透镜折射率为 n，d 为透镜的中心厚度，将透镜置于空气中。

$$F_1=(n-1)/r_1$$
$$F_2=(1-n)/r_2$$

透镜制造公式：

$$F=(n-1)(1/r_1-1/r_2)$$

薄透镜公式：

$$F=F_1+F_2$$

厚透镜公式：

$$F=F_1+F_2-(d/n)F_1F_2$$

眼用球面透镜的总屈光力等于该球面透镜的两面屈光力之和。

【例】一薄平凸透镜，折射率为1.62，屈光力为+5.00 D，试求磨制此曲面所需要工具的半径。

解：已知 $n=1.62$，$F=+5.00$ D。

依公式：

$$F=(n-1)/r$$

可知：

$$r=(n-1)/F=(1.62-1)/5=0.124（m）=12.4（cm）$$

即磨制上述球面，需半径为 12.4 cm 的磨片工具。

五、眼镜柱面透镜

1. 柱面透镜的结构

柱面透镜是由圆柱体玻璃的一部分截制而成，又称为柱镜，符号为 cyl。

图 3-23a 所示为一圆柱透镜体。该圆柱是将直线 EF 围绕固定转动轴 AB 旋转而得到的。固定直线 AB 即为圆柱轴，图中表示该轴在垂直方向。

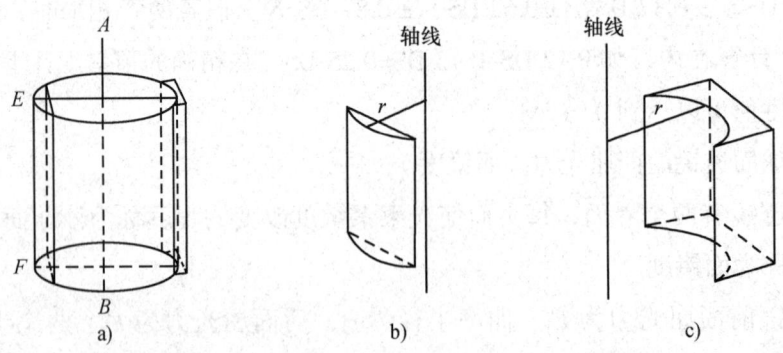

图 3-23 圆柱透镜

a) 圆柱透镜体　b) 凸柱面透镜　c) 凹柱面透镜

如沿此纵轴在圆柱体上切下来一部分，如图 3-23b 所示，即为凸柱面透镜，又称凸柱镜、正柱镜。

图 3-23c 所示为凹柱面透镜，等于从形成圆柱体的外模型上取下来的一部分，又称凹柱镜、负柱镜。

柱镜是散光透镜中最简单的形式。

2. 柱面透镜的光学特性

（1）当投射光线沿柱面透镜轴的方向投射时，没有屈折作用，即不发生屈折。但若与轴成直角方向投射，则有会聚或分散光线的屈光性能。

（2）凡与柱面透镜轴成直角方向的平行投射光线，其屈折作用视凸柱镜或凹柱镜而异（见图 3-24、图 3-25）。

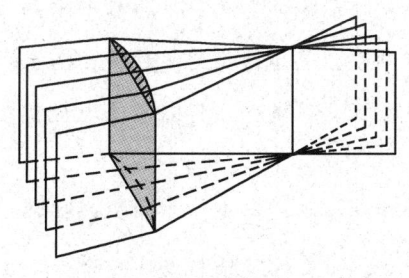
图 3-24　凸柱面透镜的屈光

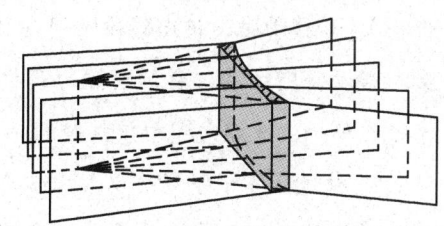
图 3-25　凹柱面透镜的屈光

投于凸柱面透镜时，其屈折光线产生会聚，而整个平行光束自上而下有无数层面，故所成的像并非一点，而是自上而下无数焦点的连线，即成一焦线，该焦线与柱镜轴方向平行。若投于凹柱面透镜时，则使光线散开，反向延长后形成与柱镜轴方向平行的虚焦线。

（3）柱面透镜各子午线上屈光力不等，且按规律周期性变化。柱面透镜在与轴平行方向上屈光力为零，与轴垂直方向上屈光力最大，其他方向上的屈光力即斜向屈光力与该方向和轴向的夹角有关。

柱面透镜的旋转试验即"剪刀运动"现象，就是由于柱面透镜各子午线方向的屈光力不同所致，这是不同于球面透镜的成像性质，故可用于判别透镜是否为柱镜或是否有柱镜成分。

（4）柱面透镜的视觉像移可快速对镜片定性，同时也是判定柱面透镜轴向的简易方法。

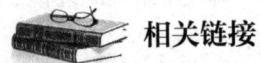

相关链接

视觉像移与旋转试验

1. 在白纸上用黑色笔画一十字线图形（见图3-26），每一黑线长约15 cm。

2. 手持一柱镜片置于眼前15 cm处，镜面与纸面平行，两眼自正上方通过透镜看该十字线，不断调整使由透镜看到的十字线与透镜外十字线连成一线（见图3-26b）。

3. 左右移动透镜（即沿垂直方向平移），上下移动透镜（即沿水平方向平移）。如移动时，镜内线段呈同向移动，即顺动，表示透镜为负柱镜；若呈反向移动，即逆动，表示透镜为正柱镜。在做上述侧移时，其中不呈现视觉像移的那一直线方向即为该柱镜的轴向。

4. 柱镜置于十字线前以其中心点做顺时针转动时，会发现十字线的横线和垂线产生类似于剪刀的两个刀刃的相对转动。如正柱镜轴与垂线重合做顺时针转动时，十字线的垂线将逆时针转动，而横线顺时针转动（见图3-26c）。若负柱镜轴与垂线重合做顺时针转动时，十字线的垂线将顺时针转动，而横线逆时针转动（见图3-26d）。

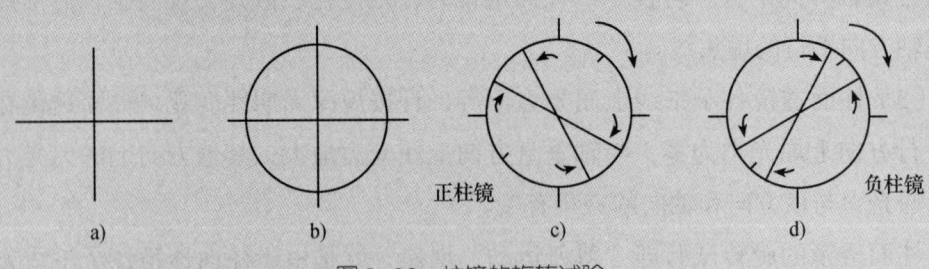

图3-26 柱镜的旋转试验
a）十字线 b）连线 c）顺剪动 d）逆剪动

3. 柱面透镜的屈光力及轴向标示法

（1）柱面透镜屈光力

柱面透镜沿轴向没有屈光力，与轴垂直的方向屈光力最大，即为该柱面透镜的屈光力。单位仍是屈光度"D"，在"D"后面要加上柱面透镜的简称"C"，即以"DC"表示。

与柱面透镜轴向成 θ 角的斜子午线屈光力被称为斜向屈光力（斜向镜度），其值应在零度与柱面透镜（最大）屈光度之间。经推导，可由下式求得：

$$F_\theta = F\sin^2\theta$$

式中　F——柱面透镜屈光力，D；

　　　θ——与柱面透镜轴所成角度，（°）；

　　　F_θ——与柱面透镜轴成 θ 角的斜向屈光力，D。

如，$F=-4.00\,\text{DC}\times180$，求 30°、60° 方向的屈光力。

$$F_{30}=-4\times\sin^2 30°=-4\times 1/4=-1.00\,\text{D}$$

$$F_{60}=-4\times\sin^2 60°=-4\times 3/4=-3.00\,\text{D}$$

图 3-27 所示为 $+10.00\,\text{DC}\times180$ 在各斜向屈光力变化情形（均依上述公式计算）。由该图可清晰看出柱面透镜屈光力从轴向方向的零开始逐渐增大，至与轴成垂直方向时达到柱面透镜的最大屈光力，此时 $F_\theta = F$。

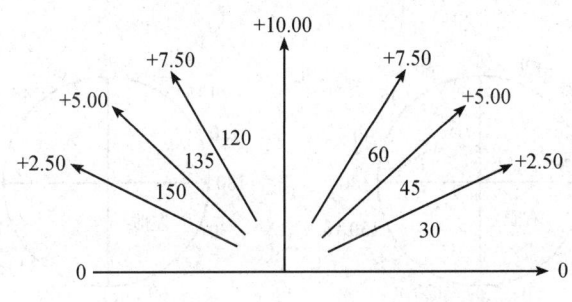

图 3-27　$+10.00\,\text{DC}\times180$ 在各斜向的屈光度

（2）柱面透镜的轴向标示法

在书写柱面透镜屈光力时，必须同时注明轴的方向。关于轴向标示方法现介绍三种：鼻端轴向标示法、标准标示法（TABO 法）、太阳穴标示法。

1）鼻端轴向标示法。在测定时要以两眼水平线的中央（鼻侧）点为基点（0点），面向被检者左眼依顺时针方向、右眼依逆时针方向测定角度，并以此角度表示轴向（见图 3-28）。

2）标准标示法（TABO 法）。1929 年，在阿姆斯特丹国际眼科会议上通过一项对柱镜轴向标示的提案，为国际上广泛采用，即标准标示法，又称 TABO 法。

该标示法是设定观察者面对被检者，其右眼在观察者左边，而左眼在观察者右边（见图 3-29 中眼的位置），通过眼睛画一水平线表示零度轴（称为 180° 轴）。

左右眼均从该水平线右侧为0°（标记时0°习惯用180°代替），沿逆时针方向标度数，直到左边的180°位置。右眼的原点（图3-29右眼的N点）靠近内侧，而左眼的原点（图3-29左眼的T点）则靠近外侧。在验光处方中，轴向角度的符号"°"通常可省略。

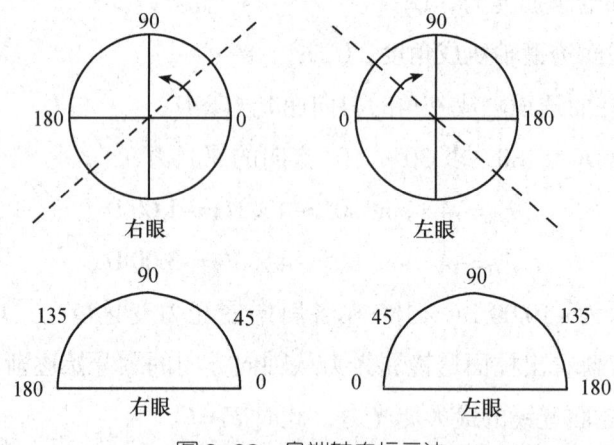

图3-28 鼻端轴向标示法

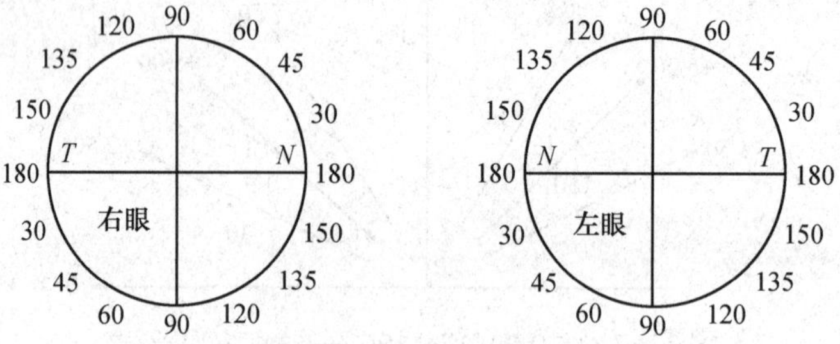

图3-29 标准标示法

3）太阳穴标示法。此标示法自太阳穴端开始，如图3-30所示。

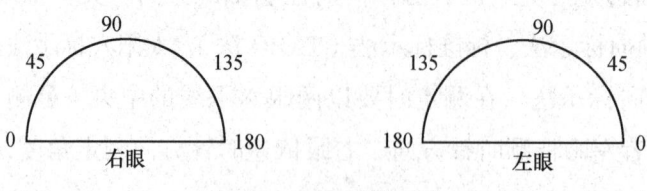

图3-30 太阳穴标示法

六、球柱面透镜

1. 球柱面透镜的结构

球柱面透镜是指两个屈光力不等（且不等于零）而相互正交的透镜，相当于一个球面透镜与一个柱面透镜的组合。单纯性散光者，因其某一子午线不需矫正，故可使用单纯柱镜矫正；而复性散光者，两个主子午线均为屈光不正状态，且屈光力不等，需使用球柱面透镜矫正，在眼科临床上又称为复性散光镜片。

2. 球柱面透镜的光学特性

来自远处光轴上一发光点所发出的平行光束，通过球柱镜后将于透镜后不同距离处形成两条互相垂直的直线，如图 3-31 所示。F_2 为球柱镜垂直子午面屈光力，F_1 为其水平子午面屈光力，设 $F_1>F_2$，故平行光束通过水平切面，先形成一竖焦线，而通过垂直切面的光线，则在上述焦线的后方形成一水平焦线。这种来自一点的光束通过球柱面透镜后分别于不同距离处形成两条互相垂直的焦线，称为像散光束。光束的横切面即为竖椭圆、横椭圆和最小弥散圆。

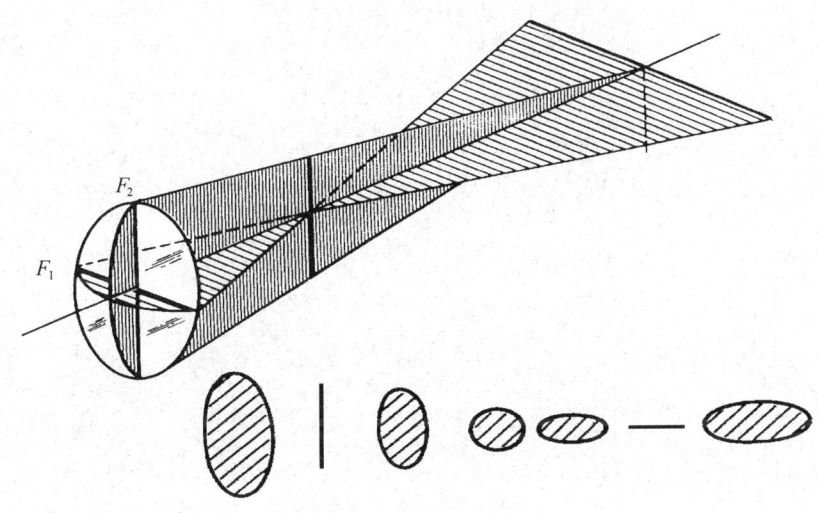

图 3-31 史氏光锥

著名数学家 Sturm 曾于 1838 年对该像散光束性质深入研究，故又称为 Sturm 光锥，即史氏光锥。

3. 球柱面透镜的屈光力表示

由于薄透镜的屈光力等于前后两面屈光力之和，故球柱面透镜可有三种组合形式。

（1）正交柱面形式

球柱面透镜可分解为正交的两个柱镜，分属镜片前后两面。如：

$$+1.00\ DS/+2.00\ DC \times 180 = +1.00\ DC \times 90/+3.00\ DC \times 180$$

（2）球面加正柱面形式

透镜一面为球面，另一面为正柱面。处方书写形式如下：

$$+1.00\text{ DS}/+2.00\text{ DC} \times 180$$

（3）球面加负柱面形式

透镜一面为球面，另一面为负柱面。处方书写形式如下：

$$+3.00\text{ DS}/-2.00\text{ DC} \times 90$$

培训项目 3

眼镜光学

一、眼镜球面透镜

1. 球面透镜的联合

将两片或两片以上的透镜互相叠合、密接,其光学情况相当于一新的透镜的效果,此即透镜的联合。透镜联合的符号是"◯"。

(1) 两球面透镜同轴密接联合

这是最简单的透镜联合形式,联合后形成一新的球面透镜,其符号与屈光力较强的球面透镜相同,屈光力为原球面透镜屈光力的代数和。

$$+1.00\ DS ◯ +2.50\ DS = +3.50\ DS$$
$$+2.50\ DS ◯ -4.00\ DS = -1.50\ DS$$

(2) 两球面透镜同轴间距联合

两薄球面透镜在同一介质中相隔一定距离同轴联合时,虽光学中心在同一光轴上,但联合后的效果并不等于两球面透镜屈光力的代数和,而必须考虑两者之间的距离。可用下述公式进行计算:

$$F = F_1 + F_2 - dF_1F_2$$

式中 F_1——一球面透镜的屈光力,DS;

  F_2——另一球面透镜的屈光力,DS;

  d——两透镜的间距,m;

  F——联合后形成的球面透镜的屈光力,DS。

【例】两球面透镜,其屈光力分别为 +9 DS、+6 DS,两透镜间为空气,求两透镜间距分别为 1 cm、5 cm、10 cm、20 cm 时联合所形成的球面透镜屈光力。

解:

$d=1$ cm:

$$F=+9+6-0.01\times 9\times 6=+14.46（DS）$$

$d=5$ cm：
$$F=+9+6-0.05\times 9\times 6=+12.3（DS）$$

$d=10$ cm：
$$F=+9+6-0.1\times 9\times 6=+9.6（DS）$$

$d=20$ cm：
$$F=+9+6-0.2\times 9\times 6=+4.2（DS）$$

2. 球面透镜的转换

（1）形式（或片形）转换

1）在保持透镜屈光力不变的前提下，将透镜由一种形式（或片形）改变为另一种形式（或片形）称为形式（或片形）转换。

2）透镜总屈光力必须保持不变。对于薄透镜而言，总屈光力等于前后两球面屈光力相加。所以球面透镜片形转换时，虽透镜前后面形式变化，但一个球面增加的屈光力值，必须从另一个球面相应减去，这样才能保持总屈光力不变。

例如：+3.00 DS 的透镜，如制成平凸形透镜，则透镜的一面为平面，另一面为 +3.00 DS；如制成新月形凸透镜，透镜的凸面若为 +6.00 DS，则另一面为 –3.00 DS。

3）转换后的镜片类型理论上可有六种，但在实际工作中，为尽可能减少或消除镜片周边各种缺陷或像差，达到最佳的佩戴效果，通常透镜的最佳形式几乎全为新月形。

（2）顶点转换

1）主点屈光力（主焦度）转化为后顶点屈光力（顶焦度）的换算称为顶点转换。

2）主点屈光力（主焦度）。前已述及透镜的屈光力为焦距的倒数，而透镜焦距应是透镜像方主点（第二主点）至像方焦点的距离（以米为单位），因焦距是从主点开始测量，故称为主点屈光力。前文中的薄透镜公式 $F=F_1+F_2$ 和厚透镜公式 $F=F_1+F_2-（d/n）F_1F_2$，均是计算主点屈光力的公式。

3）后顶点屈光力（后顶焦度）。主点位置不易确定，而后顶点是容易确定的参考点。所以在眼镜光学中，其焦距从后顶点开始测量，即透镜后顶点至透镜像方焦点的距离，该焦距倒数为后顶点屈光力，又称为后顶焦度、顶焦度。测定眼用透镜屈光力的焦度计，刻度盘上标示的即是后顶点屈光力值。主点屈光力要转化为后顶点屈光力须经公式换算。

4）对于薄透镜而言，由于透镜的厚度可忽略不计，故薄透镜的主点屈光力与后顶点屈光力是相等的。用于眼镜的镜片一般都是薄透镜，故其后顶点屈光力应等于前后两面屈光力之和。但实际上镜片总有一定的厚度，有时测得的眼镜片后顶点屈光力与主点屈光力就有误差，但该误差必须小于 0.125 D，否则戴镜者难以接受。

 **相关链接**

厚透镜主点屈光力转换为后顶点屈光力的计算公式

公式为：

$$F_V = \frac{F}{1 - \dfrac{t}{n} F_1}$$

式中　F_V——透镜后顶点屈光力，D；

　　　F——透镜主点屈光力，D；

　　　t——透镜中央厚度，m；

　　　n——透镜材料的折射率；

　　　F_1——透镜前表面屈光力，D。

二、眼镜柱面透镜

1. 柱面透镜的联合与转换

（1）柱面透镜的联合

两个极薄柱镜密接联合有两种不同方式，即两柱镜同轴向的密接联合、两柱镜轴向正交的密接联合。

1）两柱镜同轴向的密接联合。若两柱镜轴向相同，密接组合后的屈光力为两柱镜屈光力的代数和，轴向与原柱镜相同。

如：

$$-2.50 \text{ DC} \times 90 \bigcirc +2.00 \text{ DC} \times 90 = -0.50 \text{ DC} \times 90$$

式中，"◯"为联合符号，也可用"/"表示。

在讨论镜片联合时，常使用光学十字图，十字的两条线分别代表轴向和最大屈光力方向。该十字亦是两主子午线的位置，同时在子午线上要标出该方向上柱面（或球面）透镜的屈光力，所以光学十字图在探讨镜片联合后的光学效果时极为方便，而且一目了然。如上例若以光学十字图标示，则为：

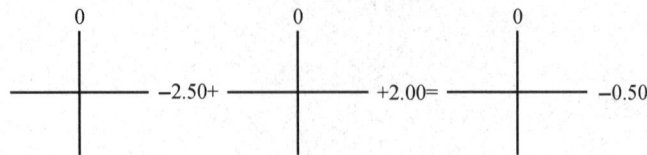

【例】求 +1.75 DC×90 ◯ −1.75 DC×90 的等效屈光力。

解：

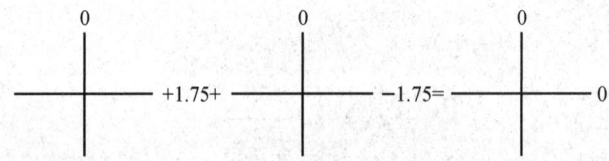

本例说明两柱镜同轴密接，若柱镜屈光力相等但正负不同，则联合后相互中和。

2）两柱镜轴向正交的密接联合。两柱镜轴向互相垂直而密接联合，称为正交联合。

①两柱镜正交密接，若两柱镜屈光力相等，则联合后等效透镜为一球面透镜，其屈光力与原柱镜屈光力相同。

【例】求 +0.50 DC×180 ◯ +0.50 DC×90 的等效屈光力。

解：

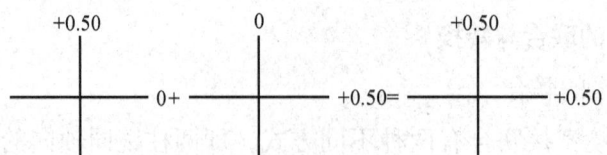

即：+0.50 DC×180 ◯ +0.50 DC×90 = +0.50 DS

②两柱镜正交密接，若两柱镜屈光力不等，则联合后等效为一新球柱透镜。

【例】求 +1.00 DC×90 ◯ +3.00 DC×180 的等效屈光力。

解：

依题意画光学十字图为：

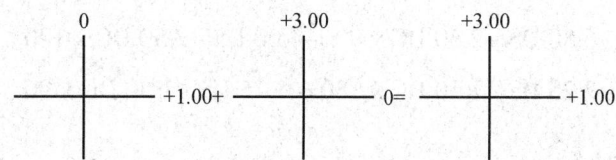

上述正交柱镜联合后等效为一新球柱镜，其处方书写形式有以下两种：令球面屈光力为 +3.00 D，则为 +3.00 DS◯-2.00 DC×90；令球面屈光力为 +1.00 D，则为 +1.00 DS◯+2.00 DC×180。

（2）柱面透镜的转换

柱面透镜的转换包括形式（或片形）转换、球柱转换，这里仅叙述形式（或片形）转换。

柱面透镜和球面透镜一样，可转换成各种总屈光力不变而类型不同的柱面透镜，只是这种形式转换如将柱面透镜的一面制成球面，另一面则须制成柱镜面。

2. 球柱面透镜的联合与转换

（1）球柱面透镜的联合

1）同轴向的球柱镜联合，可用求代数和的方法求得联合结果。

2）轴向互相垂直的球柱镜联合，可用光学十字图的方法求得联合结果。

【例】下列四片薄透镜，试以球面加负柱面透镜的形式表示其联合后的屈光力：

+0.75 DS/+1.50 DC×180　　+6.25 DC×90/+4.50 DC×180

-2.25 DS/+0.75 DC×90　　+1.25 DS/-4.75 DC×90

解：以光学十字图即可显示其联合后的屈光力为 +5.75 DS/-3.75 DC×90。

（2）球柱面透镜的转换

球柱面透镜有三种组合形式，即正交柱面形式、球面加正柱面形式和球面加负柱面形式。这三种形式可互相转换，片形虽改变，但却具有相同的光学效果。这种片形转换除了可以利用光学十字图直观表现以外，还可用光学恒等变换的规则，即行业中俗称的"翻轴位"，将一种球柱面形式转换为另一种球柱面形式，这种方法更直接迅速，其步骤如下：

1）新球面透镜的镜度为原球镜与柱镜镜度的代数和。

2）新柱面透镜的镜度与原柱镜镜度相同，但符号相反。

3）新柱镜轴向与原柱镜轴向垂直。

可将上述内容总结为七字口诀：代数和、变号、转向。

如：

+2.00 DS/+2.00 DC×90=+4.00 DS/-2.00 DC×180

−6.50 DS/+2.50 DC × 90 = −4.00 DS/−2.50 DC × 180

−2.25 DS/−1.50 DC × 180 = −3.75 DS/+1.50 DC × 90

三、眼镜棱镜

1. 棱镜度的合成与分解

两个以上棱镜互相叠合，效果相加，形成一新的棱镜，称为棱镜度的合成；反之，一个棱镜也可分解为互相垂直的两个棱镜，称为棱镜度的分解。

（1）棱镜度的合成

合成后的棱镜度可用作图法与计算法求得。这里仅介绍作图法，作图法简单易学，只是精确度稍差一些。

如：将 $2^\triangle$ BU 与 $3^\triangle$ BI 合成为单一等效棱镜。

方法：选用一适当比例尺，如 1 cm 代表 $1^\triangle$。作 90° 及 180° 的两条互相垂直的直线（见图 3-32），沿 90° 线按比例量得 $OV = 2^\triangle$，沿 180° 线按比例量得 $OH = 3^\triangle$，作矩形 OVRH，其对角线 OR 的长度即代表合成棱镜度，量得 $OR = 3.6^\triangle$。∠ROH 即是合成后棱镜的底方向，以量角器量得为 33.4°，即 $2^\triangle$ BU 与 $3^\triangle$ BI 合成为 $3.6^\triangle$ B 33.4° 的等效棱镜。

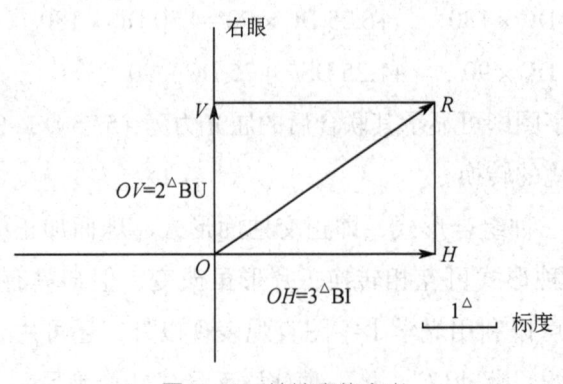

图 3-32　棱镜度的合成

（2）棱镜度的分解

如将 $2^\triangle$（BU 及 BI）60° 棱镜分解为垂直与水平方向的两棱镜，其作图法即是直角坐标底向标示的方法。

2. 薄球面透镜的棱镜效应（Prentice 规则）

球面透镜可视为由多块棱镜基底相连或尖端相接而成。当平行于光轴的光线通过球面透镜时，通过光心的光线将直线传播，不发生偏折；其他平行光线必将发生偏折，折向镜片的最厚部分（即折向其棱镜的基底方向），且离开中心越远其偏折能力越大。透镜的这种作用叫作透镜的棱镜效应。

（1）Prentice 规则

由上述可知，当眼的视轴与镜片光心有偏位时，即入射光线未通过光心，光线就会发生偏折，产生类似用棱镜视物的效应，离光心越远这种偏折越强。透镜上任一点对光线的偏折力即称为该点的棱镜效应，亦即该点所具有的棱镜度，根据 Prentice 规则可计算得到。设入射点到透镜光心的距离为 C（cm），该透镜屈光力为 F（D），则该点所具有的棱镜度为：

$$P=CF$$

式中　P——该点的棱镜效应，$^\triangle$；

　　　C——该点到光心的距离，cm；

　　　F——透镜屈光力，D。

其基底朝向：凸透镜时，光心代表其产生棱镜效应的底；凹透镜时，光心则代表产生棱镜效应的尖端。

（2）球面透镜上任意一点的三棱镜效应

【例】右眼为 +3.50 DS，左眼为 –4.00 DS，计算在光心下方 5 mm、光心内侧 4 mm 处的棱镜效应。

解：

在光心下方 5 mm 处：

右眼：$P=CF=0.5\times 3.5=1.75^\triangle$ BU

左眼：$P=CF=0.5\times 4=2^\triangle$ BD

在光心内侧 4 mm 处：

右眼：$P=CF=0.4\times 3.5=1.4^\triangle$ BO

左眼：$P=CF=0.4\times 4=1.6^\triangle$ BI

（3）透镜移心规则

如果配镜时需产生棱镜效应，可以利用上述规则 $C=P/F$ 计算光心位移量的大小，这样可以通过移动光心的方法来产生棱镜效应。要注意凸透镜的移心方向与所需棱镜底方向相同，凹透镜的移心方向与所需棱镜底方向相反。

【例】求 –4.00 D 为产生 $2^\triangle$ 底朝下所需的移心量及方向。

解：

$$C=P/F=2/4=0.5 \text{ cm}（向上移）$$

因凹透镜移心方向与所需棱镜底方向相反，故本例在加工时，需将透镜的光心向上移 0.5 cm。

3. 柱面透镜和球柱面透镜的棱镜效应

（1）柱面透镜的棱镜效应

柱面透镜沿轴向无屈光力，故轴向不存在棱镜效应。柱面透镜的最大屈光力存在于与轴向垂直的方向上，故其棱镜效应的基底方向也在该方向上，计算公式仍依上述 Prentice 规则。

【例】+3.00 DC×90 透镜，计算在 90° 方向光心下方 4 mm 位置和 180° 方向光心内侧 3 mm 位置的棱镜效应。

解：因该柱镜垂直向无屈光力，故无棱镜效应产生。

在该柱镜水平向光心内侧 3 mm 位置的棱镜效应为：

$$P=CF=0.3 \times 3=0.9^\triangle \text{BO}$$

（2）球柱面透镜的棱镜效应

球柱面透镜的棱镜效应可看作球面透镜与一柱面透镜或两个正交柱面透镜叠加而成，故球柱面透镜的棱镜效应也可从这两个角度求解。即该球柱面透镜上任一点的棱镜效应可依分解后的球镜及柱镜在该点的棱镜效应的合成，或分解后的两正交柱镜在该点的棱镜效应合成而计算求得。初学者了解下述例题中的方法即可。

【例】右眼 +4.00 DS/+2.00 DC×90，求其在光心下方 9 mm，偏外 2 mm 视点处的棱镜效应。

解：可将该球柱面透镜分解为垂直及水平两个柱面透镜，即 +4.00 DC×180◯+6.00 DC×90，应用 Prentice 法则分别求出其棱镜效应：

$$P_V=0.9 \times 4=3.6^\triangle \text{BU}$$

$$P_H=0.2 \times 6=1.2^\triangle \text{BI}$$

合成棱镜效应可用前面述及的作图法，也可用计算法：

$$P=\sqrt{3.6^2+1.2^2}=3.8^\triangle$$

该基底方向可用角度正切值求得，即 $\tan\alpha=3.6/1.2=3$，$\alpha=71°34'$。

合成棱镜效应为：$3.8^\triangle$ B 71°34'。

4. 眼镜的棱镜效应现象

（1）位移、位移不等

眼镜片可看作多块棱镜基底相接或尖端相接而成的透镜片，由于光线通过棱镜后折向棱镜的基底，故当镜片光心距与瞳距不等时，就会产生棱镜效应，出现物体向棱镜尖端移位的现象，如图3-33所示。

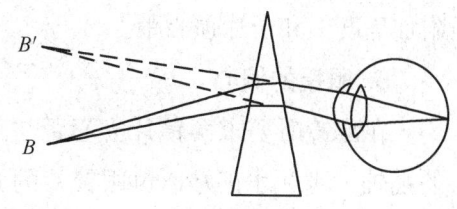

图3-33 位移

所以配镜必须要求光心距与瞳距一致。但即使如此，当观看上下左右物体时，眼球转动导致视轴不通过镜片光心，也会产生棱镜效应。若双眼屈光度相同，则是从偏离光心相同距离的视点视物，其棱镜效应相同，基底方向相反，依"均分棱镜度法"，两棱镜作用彼此抵消，戴镜者不会有不适感。若左右眼矫正镜度不同时，偏心注视就会产生不同的棱镜效应，两者之差即所谓的"差异棱镜效应"。

差异棱镜效应包含水平方向和垂直方向两部分（即使当柱镜轴向为斜向时，透镜产生棱镜效应虽也在倾斜方向，但仍可分解为垂直及水平效应）。一般而言，人眼在水平方向的转动范围最大，转动机会也最多。但因双眼水平方向融合力可达 $30^{\triangle}$ 左右，镜片面积又有限，约束了眼左右转动的范围，所以水平方向的差异棱镜效应常能容忍，即使有症状也可用头的转动代替眼位转动减轻不适。而人眼垂直方向的融合力小得多，戴镜后垂直方向的差异棱镜效应常不能超过 $1.5^{\triangle}$，如达 $2^{\triangle}$ 以上两眼视觉则无法融合。

差异棱镜效应可致相对位移程度不等、所需视轴转向程度不同、眼肌的肌力不等，戴镜者遂产生视觉干扰症状。

（2）色散效应

白光（如日光）是由七种不同波长的色光组合而成，当通过透镜时，因眼镜棱镜效应可散开为七种不同颜色的光，这种现象称为色散。

各种色光因色散导致有不同的传播光路、不同的成像位置和成像高度，这称为色像差（简称色差）。其中的横向色差与棱镜效应密切相关，如戴镜者通过眼镜片边缘看远处物体时，常常会看见物体周围有色彩环绕，这就是横向色差（垂轴色差、倍率色差）的表现。

（3）像跳

戴双光眼镜者常有视物突然向上跳动的情况，这是因为人眼从远看近，当视轴越过子片上缘时，由于子片产生底朝下的棱镜效应所致，如图3-34所示。像跳的程度取决于子片的屈光力（近用

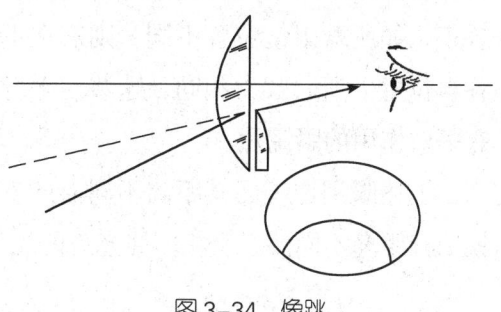

图3-34 像跳

附加焦度）和子片顶心距。

5. 眼镜的偏心

在配镜时要求两镜片光心距与瞳距相等，这样人眼在戴眼镜平视前方时，眼的视轴（线）才正好通过眼镜片的光心而不产生棱镜效应。若在水平方向上镜片光心位置与瞳孔中心位置不一致，即为眼镜的水平向偏心；若左右眼镜片的光心未在同一水平，则发生眼镜的垂直向偏心。依上述有关棱镜效应的阐述，不难理解在该情况下患者会出现一系列视觉干扰症状。

关于偏心时产生的棱镜效应，如为凸透镜，当光心距大（小）于瞳距时，具有基底朝外（内）的棱镜效应（见图3-35）；如为凹透镜，当光心距大（小）于瞳距时，具有基底朝内（外）的棱镜效应。

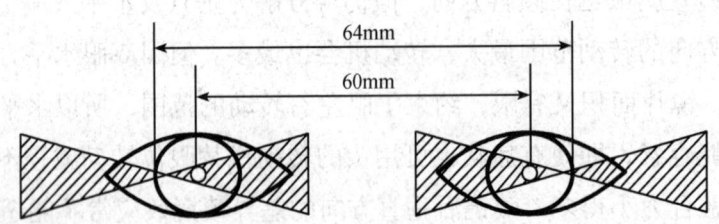

图3-35　凸透镜光心距大于瞳距时，具有基底朝外的棱镜效应

四、镜眼距

1. 镜眼距的等效分析

（1）透镜的有效屈光力（有效镜度）

非正视眼以眼镜矫正，即利用适当的凸透镜或凹透镜来改变所视物点入射至眼的光线的聚散度，从而使远处的平行光线经眼镜和眼屈光系统后聚焦于视网膜这一焦平面上。当眼用透镜与眼的距离有变化时，平行光线经该镜后将不再聚焦在上述焦平面上，该镜的实际屈光力（实际顶焦度）已不同。即当镜眼距（镜片与眼球间距离）改变时，该镜片的有效度即随之改变。换言之，屈光不正者戴镜矫正，如所戴眼镜位置不同，则需在不同位置有不同屈光力的矫正镜片，但其在各自位置上所起效力相同，这些使平行光线聚焦在同一位置的不同镜片被称为具有等效作用的眼镜片。

上述眼用透镜因其距离不同而产生不同屈光力的光学效果，或不同的眼用透镜因其距离不同而产生相同屈光力的光学效果，称为透镜的有效屈光力。

（2）透镜有效屈光力的公式求解

设一透镜的屈光力为 F，其焦距为 f'（见图 3-36），若将其焦点位置固定，而将透镜向焦点移近距离 d，则新透镜的焦距 f'_e 应等于 $f'-d$，由此可得：

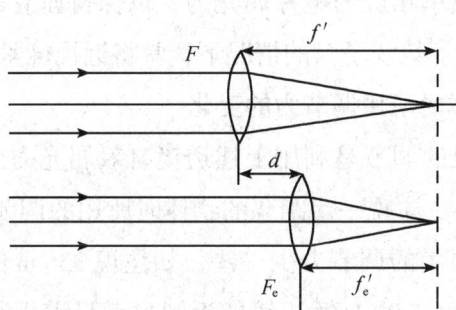

图 3-36 透镜有效屈光力

$$F_e = \frac{1}{f'_e} = \frac{1}{f'-d} = \frac{1}{(1/F)-d} = \frac{F}{1-dF}$$

式中　F_e——新透镜的有效屈光力，D；

　　　d——移动距离，m。

透镜向右移时（即该移动距离在透镜右边时），d 取正值；透镜向左移时（即该移动距离在透镜左边时），d 取负值。

【例】已知 $F=+12.00$ D，戴在眼前 12 mm 处，若改配接触镜，其屈光力应为多少？

解：

依题意：

$$F=+12.00 \text{ D}$$

$$d=0.012 \text{ m}$$

依公式：

$$F_e = F/(1-dF) = 12/(1-0.012 \times 12) \approx +14.00 \text{ (D)}$$

即戴 +14.00 D 的接触镜就相当于戴 +12.00 D 的眼镜在眼前 12 mm 处的光学效果。

（3）镜眼距改变对镜片有效屈光力的影响

1）对于凸透镜，如镜眼距增加，则原矫正眼镜的有效屈光力相应增加，故必须减小相应的镜片屈光力，才可保持原有的矫正效果；相反，如镜片移近眼睛，即镜眼距减小，则原矫正眼镜的有效屈光力相应减小，就必须增加相应的镜片屈光力，以保持原有的矫正效果。

2）对于凹透镜，如镜眼距增加，原矫正眼镜的有效屈光力减小，必须增加相应的镜片屈光力，才可保持原矫正效果；反之，如镜眼距减小，原矫正眼镜的有效屈光力增加，必须减小相应的镜片屈光力，以保持原有的矫正效果。所以常见到近视患者在"近视镜度数浅了"的情况下，常将近视镜紧贴眼部以减小镜眼距。

2. 戴镜后注视物体时所用调节力的变化

求解戴矫正镜后眼的调节是利用上述透镜有效屈光力公式，通过运算可以发现屈光不正戴矫正镜后，注视一定距离的物体时所用的调节力与正视眼并不相等。戴近视镜的要比正视眼用的调节力少一些，如注视 33 cm 的物体时，正视眼需动用 3.00 D 调节力，而戴 –5.00 D 矫正镜的近视患者只需用约 2.70 D 的调节力，戴远视镜的则相反。这主要是由于眼的调节是以眼的主点为参考点，而戴矫正镜后，眼镜并不是位于眼的物侧主点上，镜眼距的变化导致有效屈光力发生了改变。

五、眼镜的放大作用

1. 球面透镜的物像关系

（1）牛顿公式

$$xx'=ff'$$

式中　x——物距（以物方焦点为起始点至物点位置的距离）；

　　　x'——像距（以像方焦点为起始点至像点位置的距离）；

　　　f——物方焦距；

　　　f'——像方焦距。

上述均依符号规定，自左向右的为正值，反之为负值。焦度计即以牛顿公式为工作原理。

（2）高斯公式

物像两边介质相同，即 $n=n'$ 时，得高斯公式：

$$f/l+f'/l'=1$$

式中　l——物距（以物方主点为起始点至物点位置的距离）；

　　　l'——像距（以像方主点为起始点至像点位置的距离）。

上述公式中，距离值的正、负均依光学符号规则而定。

物像共轭关系可用上述牛顿公式或高斯公式求得。

（3）放大率

物经透镜成像后，像与物的大小之比称为放大率。眼镜光学中主要为横向放大率（横向线性放大率），即像高与物高之比。

2. 视网膜影像的定量

在眼屈光学中已述及物体所反射出的光线，经结点在视网膜上形成倒像，亦如凸透镜的成像，像的大小与物体大小和物体与结点的距离有关。

3. 眼镜的放大倍率

由于眼镜的光学作用，屈光不正患者戴了矫正眼镜后，所看到的物体与戴镜前已不同。这是因为外界物体所反射的光线首先要通过眼镜，然后才能通过眼屈光系统的屈折成像于眼底，故此时视网膜上像的大小（指横向线性大小）与未矫正时视网膜上像的大小相比已发生了变化，这就是矫正眼镜的放大（或缩小）作用。屈光不正的眼睛经矫正后对远处物体在视网膜上所成像的大小与未矫正时在视网膜上所成像的大小之比值，称为眼镜的放大倍率。

眼镜放大倍率与矫正眼镜的屈光力有关，也和其镜片形式有关。所谓镜片形式因素（形式因子、片形因素），即镜片的中央厚度、镜片材料的折射率和镜片前表面的屈光力（弯曲程度）。眼镜总放大倍率 SM 同时考虑镜片的屈光力因素和形式因素，是屈光力放大倍率与形式放大倍率的乘积，即：

$$SM = \frac{1}{1-\frac{t}{n}F_1} \times \frac{1}{1-dF'_V}$$

式中　t——镜片的中央厚度，m；

　　　n——镜片材料的折射率；

　　　F_1——镜片前表面的屈光力，D；

　　　F'_V——矫正眼镜的屈光力（后顶焦度），D；

　　　d——镜片后顶点至眼（角膜顶点）的距离（理论上为眼镜与人眼屈光系统这两组透镜的间距，也可采用镜片后顶点至眼入瞳的距离），m。

上述公式旨在使初学者了解与镜片放大倍率相关的因素，其中任一因素的改变，均会导致眼镜放大倍率的改变，这里蕴含了等像眼镜的原理。而从另一角度理解，尽管眼镜镜度相同，但若形式或厚度不同，戴用后在视网膜上成的像也会不同，从而使戴镜者出现眼胀、头晕、视疲劳甚至复视等症状。临床上常会见到有的患者戴用眼镜已十余年，甚至几十年，一旦换镜，即使镜度相同也会有上述不适。镜片形式、折射率、厚度等的改变导致像大小的变化就是一个主要的原因。

4. 眼镜的相对放大倍率

眼镜的相对放大倍率是指屈光不正经矫正后，远方物体在视网膜上成像的大小与作为标准的正视眼成像大小的比较。换言之，相对放大倍率是矫正屈光不正后视网膜上像的大小与正视眼裸眼视网膜上像的大小的比值，这以正视眼裸眼（模型眼）的视网膜上像的大小为基准尺度，和调节无关。

屈光不正戴镜矫正后，视网膜上像的大小与眼本身屈光不正的性质密切相关。但由于屈光不正的轴性与屈光性很难检测且又常常是共存的，以及视网膜成像大小还与视网膜到大脑的整个过程有关，故目前眼镜的相对放大倍率主要体现的是其理论价值。

5. 散光眼镜的视物变形

未矫正的散光眼由于眼的两个主子午线（面）放大率有差异，遂产生视网膜像的变形，大约每 1.00 D 角膜散光有 0.3% 的像变形。在散光眼被散光镜片矫正后，视网膜上的像由模糊转为清晰，但此时视网膜上的像仍存在变形，这是由于镜片两个主方向的屈光力不同导致放大倍率有差异。而若散光镜片球柱面作为镜片前表面（即行业中所说的外散镜片），则镜片前表面屈光力不同，遂更加剧了矫正镜片的总放大倍率差，视物变形会更加严重。

六、眼镜镜片的曲率和厚度

1. 眼镜镜片的曲率和测量方法

（1）曲率

曲率在几何学中的定义为圆弧的弧长与其所对应的夹角的比值，是表征一个曲面的重要参数。

通俗地讲，曲率就是曲率半径的倒数。一般来说，曲率以大写字母 R 表示，曲率半径以小写字母 r 表示，二者的关系为：

$$R = \frac{1}{r}$$

若 r 以 m（米）为单位，则 R 的单位为 m^{-1}。

在眼镜光学中，已知单折射球面的屈光力 $F = \frac{n'-n}{r}$。

镜片折射面的一方为空气（折射率 $n_0=1.0$），另一方则处于镜片内，折射率为 n。以 F_1 表示镜片前折射面的屈光力，以 F_2 表示镜片后折射面的屈光力，则：

$$F_1 = \frac{n-1}{r_1} = (n-1)R_1$$

$$F_2 = \frac{1-n}{r_2} = -(n-1)R_2$$

F_1、F_2 有时也称弯度。简化计算时，可将镜片按薄透镜公式计算：

$$F = F_1 + F_2 = (n-1)\left(\frac{1}{r_1} - \frac{1}{r_2}\right) = (n-1)(R_1 - R_2)$$

（2）测量方法

曲率的测量一般采用球径仪法。专用于眼镜镜片曲率测量的球径仪也叫镜片测度表或眼表，它的测量头由两边两个固定触针和中间一个活动触针组成。

如图 3-37 所示，当把三个触针垂直对着透镜的表面，中间可动的那个触针即按照透镜的表面弯曲形式上下移动，并带动指针转动，将指针移动的距离（即镜面在两固定触针间的矢高）换算为折射面的屈光力。

如转动三个触针的方向，即可测定透镜表面不同子午线上的屈光力。据此即可算出透镜表面的散光度及其轴位。

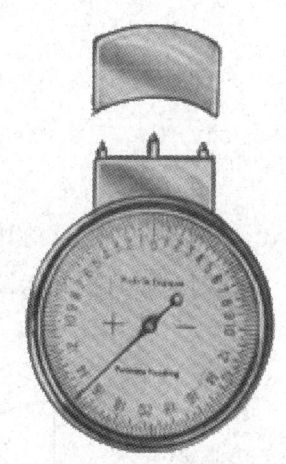

图 3-37　镜片测度表

镜片测度表使用之前，要先放在平面上把指针校正为零，以保证所测数据准确。

镜片测度表上的分度大多是根据某一固定折射率（n_T=1.523 或 n_T=1.530）为标准计算所得。任何其他折射率不同的透镜，如用这种仪器测定，都须附加校正。

用镜片测度表所测得的面焦度（面屈光力），称为显示焦度 F_T。对于符合该折射率的镜片，显示焦度 F_T 即为实际面焦度 F_R。

若镜片的折射率与镜片测度表所对应的折射率不同，则应通过下式计算：

$$F_R = \frac{n-1}{0.523} F_T$$

2. 眼镜镜片的厚度和测量方法

眼镜镜片的厚度是在满足镜片屈光力的前提下，达到一定强度要求的必要参数。当然，人们也不希望镜片很厚。一般，凸透镜中心厚度最大，凹透镜边缘厚度最大。

测量镜片的中心厚度比较容易，只要用厚度卡或百分表直接在镜片的几何中心点垂直于镜片表面测量就可以了，但有时为保证镜片的强度，要测量镜片的最小厚度。对于凸透镜，其最小厚度为边缘厚度。测量边缘厚度时就不能直接用厚度卡或百分表进行测量（因为较难保证测量方向与镜面垂直），只有通过测镜片的中心厚度及两曲面的矢高来计算得到镜片的边缘厚度。

如图 3-38 所示，其中粗圆弧代表镜片的一个曲面，以 r 代表曲面的曲率半径，y 代表透镜弦长的一半，s 代表该圆弧的弧矢高度（矢高）。根据几何公式可得：

$$s = r - \sqrt{r^2 - y^2}$$

即：

$$r = \frac{s}{2} + \frac{y^2}{2s}$$

图 3-39 中，t 为中心厚度，e 为边缘厚度，s_1、s_2 分别为前曲面及后曲面的矢高。对于新月形凸透镜，有：

$$e = s_2 - s_1 + t$$

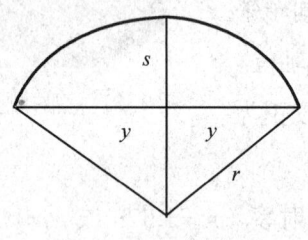

图 3-38　矢高的计算

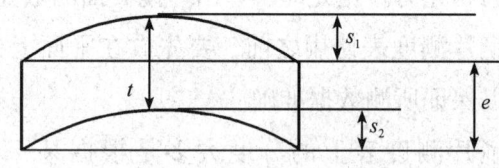

图 3-39　新月形凸透镜的厚度

七、眼镜的片形设计

在几何光学有关折射定律的讨论中已知，光线通过两种不同介质的界面时遵循折射定律：

$$n\sin\theta = n'\sin\theta'$$

在前述眼镜光学对物像关系的讨论中，均引用了理想化的公式。理想光学系统的公式是以入射角 θ 非常小（$\sin\theta \approx \theta$）为前提的，所以，实际光学系统只有在近轴区才具有与理想光学系统相同的性质。

但实际光学系统的孔径和视场都有一定的大小，使得有关角度的正弦值与弧度值存在差异（$\sin\theta - \theta$），不能对物体成完善像。实际成像与理想成像的差异称为像差，像差用几何量描述就称为几何像差。

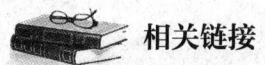 **相关链接**

sinθ的展开式

sinθ的展开式为：

$$\sin\theta = \theta - \frac{\theta^3}{3!} + \frac{\theta^5}{5!} - \frac{\theta^7}{7!}\cdots$$

sinθ表述实际光线的成像规律。θ表述理想光线（近轴光）的成像规律。sinθ-θ描述实际成像与理想成像的差异，称为像差。θ^3一般表述为初级像差，有时也称三阶像差。其余的项统称为高级像差。在眼镜镜片的设计中，讨论像差时一般仅讨论初级像差。

1. 眼镜镜片的像差

为方便讨论，光学设计上常将像差分为两大类：一类是单色像差，包括球差、慧差、场曲、像散和畸变；另一类是色像差（色差）。

（1）球差

由轴上 A 点（物点的物距 l）发出的光线，经折射后所得的截距 L' 与 A 点发出的理想（近轴）光线折射后的截距 l' 之差（$\delta L'$），称为球差（见图3-40）。公式如下：

$$\delta L' = L' - l'$$

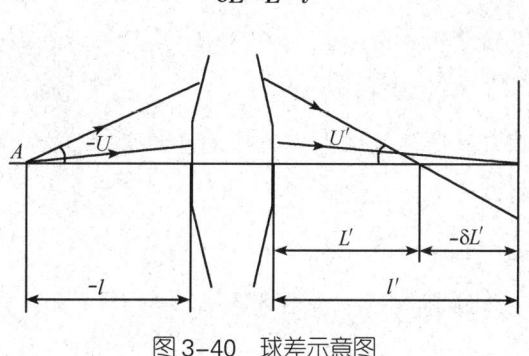

图3-40 球差示意图

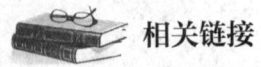 相关链接

关于薄透镜球差值的两种度量

1. 球差值以轴上间隔距离度量的近似公式

对于中心厚度较薄的镜片，可按薄透镜的公式计算，薄透镜的初级像差的表达式可简化为：

$$\delta L'_0 = \frac{-h^2}{2(n-1)^2 F}\left[n^2 F^2 - (2n+1) FF_1 + \frac{n+2}{n} F_1^2 \right]$$

根据上式，只要已知镜片焦度值（F）、前面焦度值（F_1）、材料折射率（n）及入射高度（h），就可估算镜片的球差值。

2. 球差值以边缘光线与理想（近轴）光线聚散度差异（后顶焦度之差）度量的公式

由于：

$$F'_V = \frac{1}{l'_F}$$

则：

$$\Delta F'_V = \left(\frac{1}{L'_F} - \frac{1}{l'_F} \right) \times 1\,000$$

在距离度量的近似公式中括号内值恒大于零，即$\delta L'_0$的符号与（$-F$）相同。

当$F<0$，为负透镜时，$\delta L'_0 > 0$，$\Delta F'_V < 0$；当$F>0$，为正透镜时，$\delta L'_0 < 0$，$\Delta F'_V > 0$。

由此可得：球差总是使边缘光线的焦度值的绝对值大于按近轴光理论计算得到的焦度值的绝对值。

下面就两类镜片进行讨论，设：

$1^\#$为普通的框架眼镜片：$n=1.523\,0$，$d=1.0$ mm，$r_1=261.50$ mm，$r_2=43.58$ mm。

$2^\#$为接触镜模拟片（即材料为玻璃，但曲率半径按接触镜的要求制

作，以模拟接触镜片可能产生的像差）：n=1.528 25，d=1.090 mm，r_1=9.726 5 mm，r_2=7.942 1 mm。

1$^{\#}$镜片与2$^{\#}$镜片设计预期值均为 -10.00 D，入射高度（h）以人眼的瞳孔半径计，一般 h=2.0 mm=0.002 m。

将上述1$^{\#}$镜片的数据，即 F=-10.00 D，F_1=2.00 D，n=1.523 0，h=2.0 mm=0.002 m，代入上述公式，得：

$$\delta L'_0 = 0.236 \times 10^{-3} \text{ m} = 0.236 \text{ mm}$$

1$^{\#}$镜片的 $\Delta F'_V = -0.024$ D。

将2$^{\#}$镜片的数据，即 F=-10.00 D，F_1=54.311 8 D，n=1.528 25，h=2.0 mm=0.002 m，代入上述公式，得：

$$\delta L'_0 = 6.627 \times 10^{-3} \text{ m} = 6.627 \text{ mm}$$

2$^{\#}$镜片的 $\Delta F'_V = -0.663$ D。

由此可见，1$^{\#}$镜片与2$^{\#}$镜片设计预期值均为 -10.00 D，但由于片形的差异，其边缘光线的实际焦度值与预期值的差异（$\Delta F'_V$）却相差颇多。两种镜片之所以产生如此大的差异，主要是由于两者曲率半径不同。一般来说，若曲率半径较大，则平行光对其的入射角就较小，由此引起的有关角度的正弦值与弧度值的差异（$\sin\theta - \theta$）也就较小，即其球差值相对较小。

由于普通眼镜镜片的曲率半径相对瞳孔直径都较大，故其球差值都较小。如屈光力已达 -10.00 D 的眼镜镜片，其球差引起的顶焦度的差异仅为 0.02 D。所以在讨论眼镜镜片的像差时，将普通眼镜看作小孔径系统，球差的影响可忽略不计。

所谓的小孔径或大孔径，是相对折射面的曲率半径而言的。如同样屈光力（-10.00 D）的接触镜，由于其表面过于弯曲，故而产生较大的球差。又由于接触镜片是依附在角膜上，当人眼观察不同视场时，接触镜片随眼球的转动而转动，人眼视线始终在接触镜片的较小区域内。所以对接触镜片，可以认为是大孔径小视场光学系统，而普通的眼镜镜片，则应属于小孔径大视场光学系统，二者产生的球差是截然不同的。

（2）慧差

当物点位于光轴外时，物点偏离了球面系统的对称轴位置，轴外点的宽光束将会产生一种失对称的像差，这种像差称为慧差（见图3-41）。

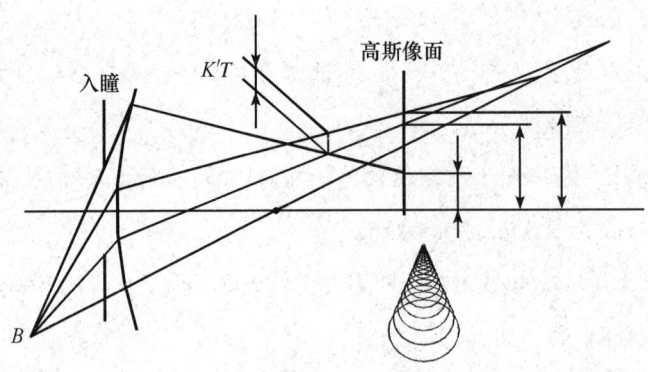

图 3-41 慧差示意图

慧差的表现形式为，在理想像点处特别亮，弥散斑分布在一对称于该点与光轴连线的 60° 区域内，且亮度迅速降低。若在黑背景下，看到的是一拖着暗红尾巴的亮点，类似于彗星，由此而得名。人眼在黑暗中（瞳孔变大）观察较高处点光源（轴外点）时，常会看到光源拖着长长的尾巴，这就是眼球自身的像差之一，即慧差。

（3）场曲

平面物体成弯曲像面的成像缺陷称为场曲（见图 3-42）。

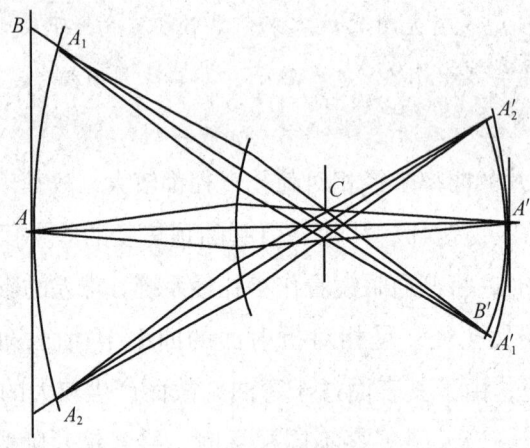

图 3-42 场曲示意图

由几何光学可知，在理想光学系统中，若物面是一对称于折射球面球心的球面，其像面也必将是一对称于该球心的球面。但若物面为一平面，其离轴点距球心的距离比球面更远，按物像同向移动的规律，实际像面应比球面更弯向球心。设在理想像点处垂直于光轴的平面为理想像面，则实际像面与理想像面的差异就叫场曲。

（4）像散

当轴外物点发出的一束很细的光束入瞳时，由于该斜向光束的轴外子午面和弧矢面光线的不对称，使得子午像点与弧矢像点不重合，即一个物点的成像将被聚焦为子午和弧矢两个焦线，这种像差称为像散（也就是常说的散光），如图 3-43 所示。

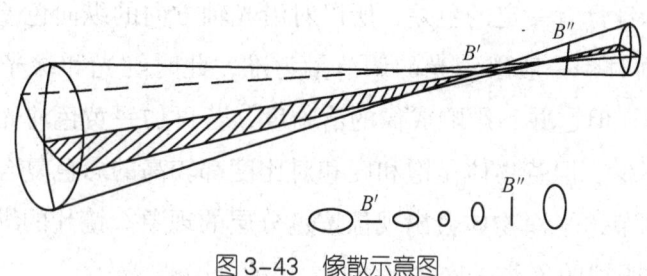

图 3-43　像散示意图

（5）畸变

畸变（见图 3-44）按其定义就是物像变形。畸变就是实际像点与理想像点之间的差异，也是不同的视场上，像的垂轴放大率的差异，这使像相对于原物失去了相似性。

一般情况下，畸变随视场增大呈单调变化。图 3-44a 所示为无畸变发生的情况。当畸变为正时，实际像高大于理想像高，放大率随视场的增大而增大，形成如图 3-44b 所示的枕形畸变；当畸变为负时，实际像高小于理想像高，放大率随视场的增大而减小，形成如图 3-44c 所示的桶形畸变。一般正透镜产生正畸变，像呈枕形；负透镜产生负畸变，像呈桶形。畸变不影响成像的清晰度，但会使像产生变形。

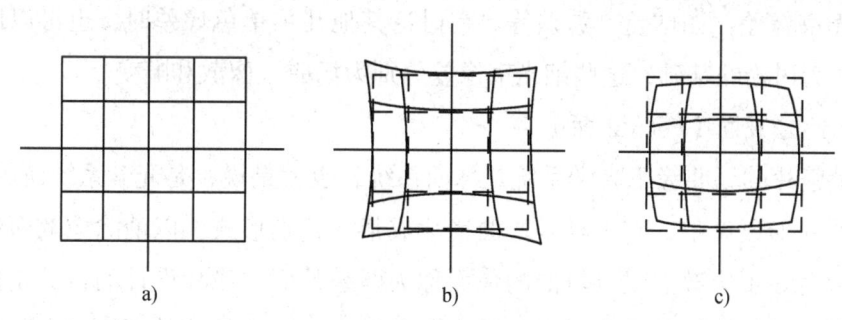

图 3-44　畸变示意图

a) 无畸变　b) 枕形畸变　c) 桶形畸变

（6）色差

光学材料大多具有色散效应，即其折射率相对不同的色光（波长）是变化的。

一般对于波长较短的色光（蓝色），折射率较大；对于波长较长的色光（红色），折射率较小。

色差因性质不同分为两种：一种是沿光轴方向，使轴上物点的成像位置发生变化，称为纵向色差，也称轴上色差、位置色差；另一种是在与光轴垂直的方向上，使成像的大小有所变化，称为横向色差，也称垂轴色差、倍率色差。

由于人眼本身具有一定的色差，所以对沿光轴方向的纵向色差并不敏感。人眼在白光下视物时，一般以黄光的调节量为准，此时红光和绿光的调节分别有 ±0.30 D 的差异，但这并不影响成像的清晰度，若再加一黄色滤光片，则会觉得清晰度提高了不少。但若物体是饱和度和对比度都较高的彩色复合物，由于眼球对不同颜色的调节，平面物体会出现像按色分层的现象。镜片的纵向色差（特别是正透镜）若与眼球的色差一致，则会增大这种分层感。

2. 眼镜双面的曲度调配

（1）消除像差与镜片设计

除轴上点成像的单色像差仅具球差外，轴外点具有全部的各种像差。各种像差是相互牵制的，有时对某一种像差进行了校正，可能相应地会减少其他一些像差的影响，但也有可能会突显另外几项像差，反而达不到像质的要求。

由于眼镜镜片通常只有两个折射面，不可能依靠多个光学元件的组合来消除像差，又因要保证其本身的实用性，不可能在折射率或厚度方面做太多的调整。相对于特定的顶焦度，眼镜镜片消除像差的自变量只有一个，即眼镜镜片唯一可调整的就是两个面的曲率之比，当然不可能对多项像差都进行校正。

从对球差计算结果的分析可知，一般的眼镜镜片属于小孔径系统，故可忽略一些宽光束像差，如球差、慧差等。在讨论其他几项单色像差时，也可以以细光束像差作为讨论的基础，这些细光束像差分别为场曲、像散和畸变。

（2）匹兹凡面（Petzval 面）

眼镜镜片的场曲缘于光学系统是球面系统，也就是说，是光学系统所固有的。在眼镜的片形设计中，有一种是弯曲镜片成某一特别形式，以消除像散而仅具场曲，这种消除了像散而仅具场曲的像面称为匹兹凡面。镜片设计的目的是使匹兹凡面与人眼的远点球面重合，但由于场曲的存在，匹兹凡面并不能与人眼的远点球面完全一致。

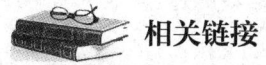 **相关链接**

匹兹凡面与人眼远点球面重合的条件

当以薄透镜计算时,匹兹凡面是一顶点为高斯像面与光轴的交点,半径 $R=-\dfrac{n}{F}=-nf'$ 的球面。

匹兹凡面与人眼远点球面重合的条件为 $F=\dfrac{(1-n)}{CRD}$(式中,CRD 为镜片顶点到眼球旋转中心的距离,人眼的远点球面就是远点围绕眼球旋转中心旋转所形成的球面),即薄透镜的匹兹凡面仅与镜片的焦度、折射率及 CRD 有关。

一般对场曲用单薄透镜是无法调整的(可以通过改变透镜的厚度进行一定的校正,但这不符合眼镜镜片的实用性),但可通过使人眼在观察不同视点时,用不同的调节来完成清晰成像。

(3)镜片弯度与减小畸变

畸变不影响成像的清晰度,只影响像的形状。当相对变形不大于 4%,人眼基本无法感觉;若畸变相当大(人眼通过镜片的边缘视物),则会出现直线弯曲、倾斜。当人在运动时,会发现静物也有所移动,即会产生不适应感。但是要将镜片的畸变校到最小值,必须加大镜片的弯度,一般是在消除像散的时候对畸变进行一定的限制,有时减小镜片的尺寸也不失为一种减小畸变的方法。

(4)基曲对镜片光学质量的影响

像散是不能通过调节来消除的像差之一,并且直接影响视物的清晰度,所以说像散是镜片最主要的像差。通常,设计镜片时,将唯一的一个消除像差自变量——曲度调配用来消除像散。

在光学镜片中,作为一片或一系列镜片的标准或参考的平面的弯度即为基曲。在托力克面中,基曲就是曲率较小的那个面。虽然以上两个定义都是正确的,但行业里一般采用第一种定义来描述基曲。简言之,基曲就是镜片前表面的面屈光力(面焦度),常用镜片远用区的屈光力来判断其大小。

对于矫正镜片来说,在镜片屈光力(顶焦度)确定的情况下,基曲决定了它的镜片形式。一般来说,基曲是其他所有镜片弯度的基础,弯度决定了镜片的屈光力。从代数上说，基曲加上后表面的弯度就是镜片的屈光力。任何弯度都存在屈光力，如前所述，不恰当的曲率组合会导致多种像差。

由不合适基曲所造成的像差对成像质量的影响和因基曲不同所造成的矫正镜片放大率的不等并未引起人们的广泛关注，因而在镜片市场上同一后顶焦度的镜片往往会有多种基曲，使得同一后顶焦度镜片在像差及放大率等方面存在很大的差异，从而导致了视觉成像质量差、视疲劳等诸多不良反应。

最早的镜片仅仅是一个双凸的透镜（两面凸）或双凹的透镜（两面凹）。这种镜片虽然校正了屈光不正，但同时也产生了较大的像差。浅新月形是一面为 +1.25 D 或 −1.25 D 的透镜，即周视镜；深新月形是一面为 +6.00 D 或 −6.00 D 的透镜。图 3-45 和图 3-46 即是对最佳曲度调配与消除像散的简单图示。

图 3-45 为各类凸透镜斜向散光的比较示意图。图 3-45a 为等双凸形球面透镜，正切焦面和矢状焦面都有很大的曲度。斜向注视时，球面屈光力和散光值都迅速增大。图 3-45b 为浅新月形凸球面透镜，其屈光力和图 3-45a 中等双凸形球面透镜相同，但其正切焦面和矢状焦面都很贴近这一远视眼的远点球面，且斜向散光值很小。图 3-45c 虽亦为同屈光力的新月形凸球面透镜，但两面曲度较大，其正切焦面和矢状焦面又较为弯曲，斜向散光值也较大。

图 3-46 为各类凹透镜斜向散光的比较示意图。图 3-46a 为等双凹形球面透镜，正切焦面和矢状焦面曲度都很大，斜向散光值也很大。图 3-46b 为浅新月形凹球面透镜，虽屈光力和图 3-46a 相同，但斜向散光极小。图 3-46c 所示的深新

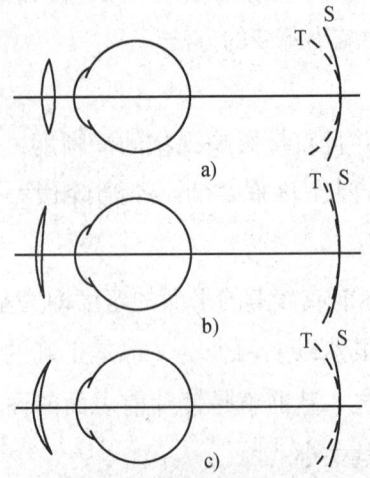

图 3-45 凸透镜斜向散光的比较示意图
a）等双凸形 b）浅新月形 c）深新月形

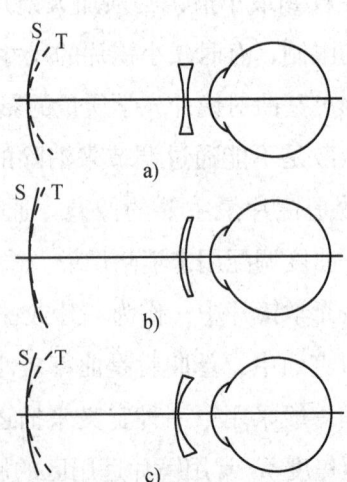

图 3-46 凹透镜斜向散光的比较示意图
a）等双凹形 b）浅新月形 c）深新月形

月形凹球面透镜的两面曲度增大，斜向散光也就变得较强。

根据分析，要使眼镜片的斜向散光减小，应使用新月形镜片。新月形镜片还有助于减小球差、慧差、场曲等像差。

19世纪末，Marius Tscherning博士发表了他的著作，将消初级像散理论应用于镜片的设计，标画了一个椭圆形曲线图，以供镜片设计查用，这就是著名的Tscherning椭圆。在设计镜片时能够从多种基曲中做选择，从而能够更加有效地控制像散。

图3-47中椭圆的上半叶轨迹，称为Ostwalt形式；椭圆的下半叶轨迹，称为Wollaston形式。Tscherning椭圆的内圈D.V适用于远用镜，外圈N.V则适用于近用镜。

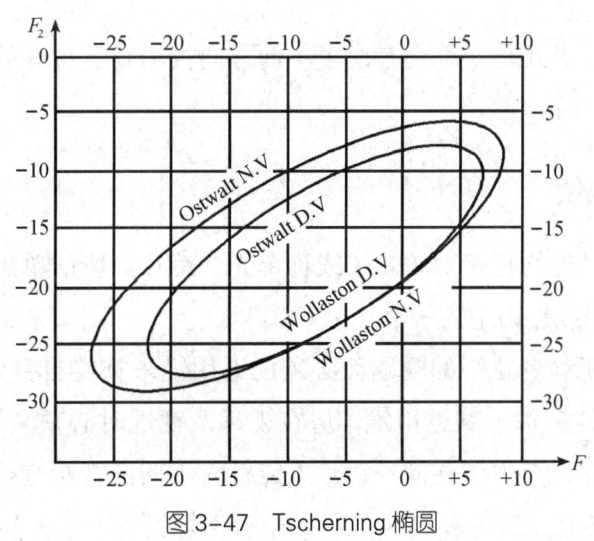

图3-47 Tscherning椭圆

在配制镜片时，对选定的焦度F，可在图3-47中找到两个后面焦度F_2的解。由于$F_2<0$，Ostwalt形式的F_2的绝对值较小，Wollaston形式的F_2的绝对值较大，然后再选配F_1以满足焦度F'_V的值。这种镜片就称为消像散镜片。Ostwalt叶的近用部分与远用部分弯度相差较多，而在Wollaston叶，这两者相差不多，甚至可以共用一个后面弯度。

但由于Tscherning椭圆考虑的仅仅是薄透镜及初级像散，要得到更精确的镜片形式，还可以用几何方法进行光线追迹，真实地表述系统的像散。

经过计算，对折射率n为1.5的镜片，一些常用顶焦度的最佳镜片形式见表3-1。

表 3-1　常用矫正镜片的最佳镜片形式

顶焦度（D）	最佳镜片形式	面焦度（D）
+2.00	深新月形	$F_2=-6.00$
+4.00	深新月形	$F_2=-6.00$
+6.00	Tscherning 椭圆下枝形	$F_2=-8.53$
-4.00	浅新月形	$F_1=+1.25$
-6.00	深新月形	$F_1=+6.00$
-8.00	浅新月形	$F_1=+1.25$
-10.00	浅新月形/平凹形	$F_1=+1.25/0.00$
-12.00	浅新月形/平凹形	$F_1=+1.25/0.00$
-16.00	浅新月形/平凹形	$F_1=+1.25/0.00$

这些最佳镜片形式是在综合考虑了不同方向视场角、镜片的外观及放大率等方面的因素后提出的。

八、多焦眼镜

本节以前的讨论均是针对单焦（或称单光）镜片。所谓单焦，是指矫正仅针对单视距，如远用或近用中的一个。

但当人们由于"老花"的问题而必须配近用镜来补偿自身调节力的不足时，势必要求老花者需多备一副近用镜，但在视远及视近时必须频繁地摘镜、换镜。为了消除这种麻烦，产生了在同一镜片上能针对不同的视距进行矫正的双光（双焦）镜片，进而还有三焦等多焦点镜片及渐变焦镜片。

1. 双光镜（双焦镜）

一般的双光镜常将镜片分成两个视区：对视远用进行矫正的称为远用区、视远区；对视近用进行矫正的称为近用区、视近区或阅读区。

近用附加焦度等于视近时与视远时的焦度的差值，$F_A=F_N-F_D$，所以近用处方常以近用附加焦度来表示，在远用处方上则再加一适宜的正球面焦度（如 Add：F_A）。双光镜片常被看成是两镜片的紧密组合，即主片用作视远矫正，而在主片上再贴加一子片用作视近矫正，则该子片的屈光力应恰为近用附加的度数（当然有时也会与上述相反，即主片视近、子片视远）。

（1）双光镜片的类型

双光镜片按其结构一般分为四类：

1)分裂型。视远区与视近区分属两个半片（D.P 和 N.P），在相接处需精细磨齐，然后用金属框将其固定，其相接处可以是直线，也可以是弧线，如图 3-48 所示。

此类双光镜可分别按视远及视近要求（F_D 和 F_N）进行磨制及定中心，但由于接合缝过于明显或容易崩边及积尘，现已基本不用。

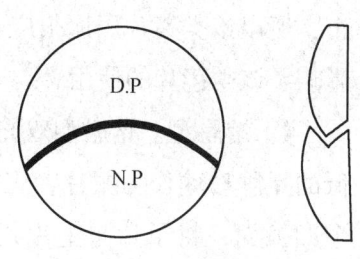

图 3-48 分裂型双光镜

2)一体型。该类镜片的主片与子片为同一材料，通常共用一个折射面，而在另一个面上有两个曲率，这两个曲率的面屈光力之差即为近用附加焦度。若子片做在前面，则子片的曲率比主片要大；若子片做在后面，则子片的曲率要小一些。

一体型双光镜（见图 3-49）又按其主片与子片分界线的明显性分为显性和不显性一体型双光镜。不显性镜的视远区与视近区的分界处附近有一曲率连续改变的过渡区（宽度为 2~3 mm），在过渡区内无视觉矫正作用。由于过渡区位于近用区的边缘，故对视近时的视场大小影响较小，戴镜者也不易感觉到不便。

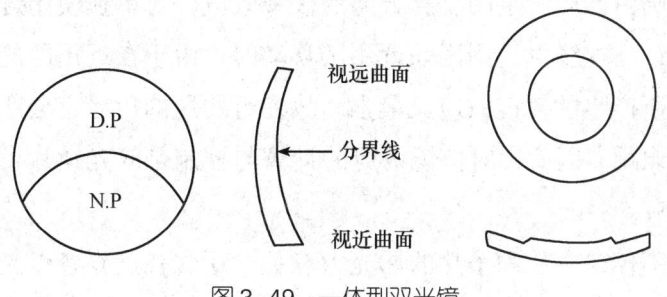

图 3-49 一体型双光镜

3)胶合型。胶合型双光镜如图 3-50 所示。该类镜片的子片的一个面的曲率设计成与主镜片的一个面完全一致（但屈光力的符号相反），并使之胶合于主片上。由于另一面有一定的自由度，除满足近用附加焦度的要求外，还可满足特殊的棱镜度要求，也可作为在近用柱镜屈光力及轴位与远用矫正处方不一致时的补

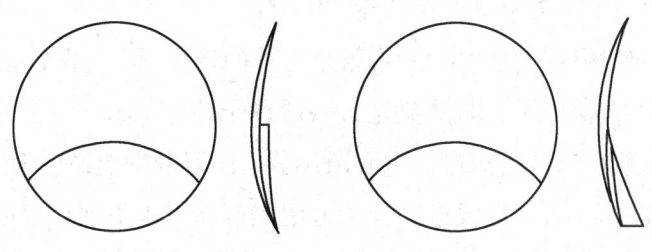

图 3-50 胶合型双光镜

正,所以该类镜片用途很广。但由于需先磨制好后再胶合,所以批量生产的较少,影响了该类镜片的使用。

4)熔融型。熔融型双光镜片是使用较为广泛的一种双光镜,它是用折射率较低的冕牌玻璃作为主片,用折射率较高的火石玻璃作为子片。先在主片上磨制一个凹弧面,将子片与主片共同加热至子片的软化点以上且主片的软化点以下时,软化的子片将与主片的凹弧面良好接触,并熔融在一起。在共同冷却时,材料膨胀系数的选择使二者既紧密结合,又不出现爆裂,即子片与主片共用一个熔融面,而子片的另一面则磨成与主片完全一致(见图3-51)。主片的焦度及柱镜焦度由该片的另一个面进行调整。一般来说,子片附在主片的前面居多。

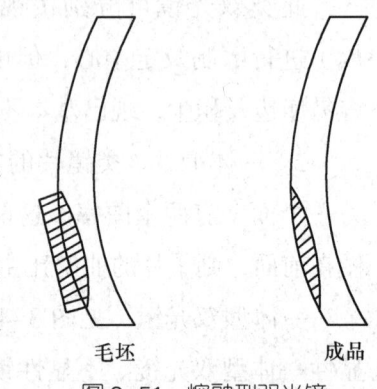

图3-51 熔融型双光镜

(2)双光镜片的棱镜效应

由于双光镜片在使用时的特殊性,当通过近用区视近时,视线将远离远用区的光学中心,则由此而产生的垂直方向的棱镜效应,与单独使用近用镜时有较大的差异。另外,当视线由远用区向近用区移动时,由于在近用区的边缘附近,由近用附加焦度所产生的棱镜效应又最强,故在近用区的边缘,会产生棱镜效应的突然改变——像跳。因此,对棱镜效应的计算与控制是双光镜片设计的重要任务之一。

棱镜效应不仅与主片和子片的屈光力有关,还和视点到各点光学中心的相对位置有关。

1)基准点及定位的名词定义

①光学中心。光轴与镜片前表面的交点被定义为光学中心。通过光学中心的光线都不产生偏折,故可认为在光学中心处棱镜度为零。

在双光镜片中,有时将镜片分为远用区和近用区,有时又可将镜片看成是主片和子片的联合,所以各自有各自的光学中心。

一般来说,远用区的光学中心 O_D 就是主片的光学中心(假设主片为远用)。

由于子片的光学中心 O_S 较难确定,一般以子片的中心——子片与主片分界线的水平与垂直切线所组成的矩形的中心来代替,所以准确地说应为子片中心。

近用区光学中心 O_N,即视近部分(远用焦度与近用附加焦度的组合)的光学中心,由于要满足光学中心的定义(棱镜度为零,光线不产生折射),故该点有时可能在镜片之外。

②基准点。分为远用基准点（distant reference point，DRP）和近用基准点（near reference point，NRP）。镜片设计时，认为人眼的视轴通过该点，所以，所有的光学参数均是相对于这些点的。通常应标明 NRP 相对于 DRP（下方和内移）的位置，如 NRP 位于 DRP 下方 8 mm，偏内 2 mm。另外，在讨论镜片时称为基准点，但在讨论镜片的视觉功能时，常将该点称为视点，即远用视点或近用视点。

③子片顶点 S。子片顶点是指子片上边界曲线水平切线的切点。若上边界为直径，则取该直线的中点为子片顶点（见图 3-52）。

④子片垂直偏移量 v。子片垂直偏移量是指子片顶点到远用区光学中心的垂直方向的偏移量（见图 3-52）。

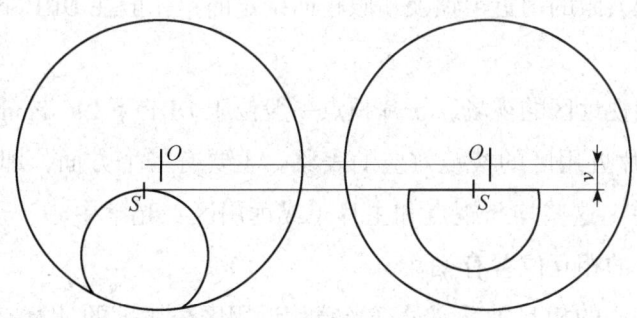

图 3-52　子片顶点、垂直偏移量

⑤子片高度（子片顶高）h。子片高度是指子片顶点到镜片最低边缘水平切线的垂直距离（见图 3-53）。

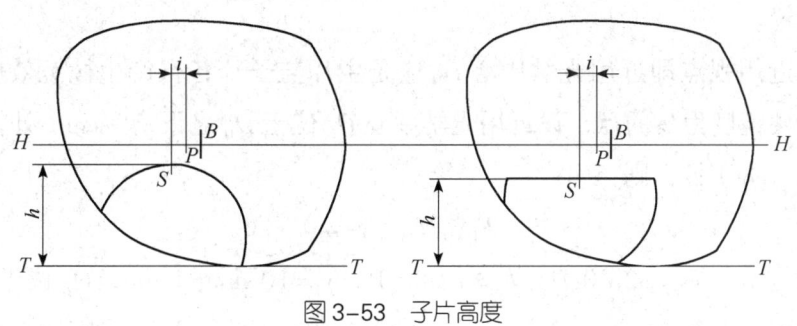

图 3-53　子片高度

⑥子片深度 d_e。子片深度是指子片（未经切割）在垂直方向上的最大尺寸。

⑦内移。内移是指子片相对于远用基准点向鼻侧的偏移。内移的目的通常是使左右视场能合一。

⑧几何内移量 i。几何内移量是指远用中心点及子片顶点之间垂线的水平距离

（见图3-53）。

⑨子片顶心距 C_A。子片顶心距是指子片顶点到子片中心的（垂直）距离。对于圆形子片，C_A 即为子片的半径（见图3-54）。

⑩子片宽度 w。子片宽度是指子片在水平方向上的最大尺寸。对于圆形子片，即为子片直径。

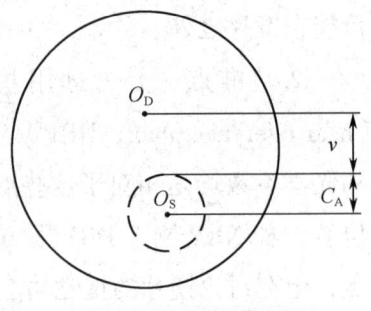

图3-54 子片顶心距

一般是用双光镜的主片来满足视远时的焦度要求，子片则以近用附加焦度与远用焦度联合来满足视近时的焦度要求。

若无特殊要求，远用基准点就是远用光心，除去视场可能受子片所限外，其光学效果与单光镜片没有区别。但双光镜片的近用基准点则不一定在近用区光学中心，它是根据人眼的视近习惯及镜眼距而确定的，一般在DRP下8~10 mm，内移2~2.5 mm处。

为了不影响视远区的视场，子片顶点一般位于DRP下2~4 mm处。

2）双光镜片近用区的棱镜效应的表象。主要有三个方面，即像跳、像位移、左右眼像位移差，这些均与视点和主片（或远用区）光学中心、子片光学中心或近用区光学中心的相互位置有关。

①各光学中心的相互关系。对双光镜片近用区棱镜度的计算一般有两种方法，一种是主片焦度 F_D 与子片焦度 F_A 的联合作用，另一种是只有近用区焦度 F_N 的作用。

【例】双光镜处方为远用+2.00 D、近用Add+2.00 D，要求近用视点位于远用基准点 O_D 下10 mm，并要求在近用视点处的垂直棱镜度为零，试求子片中心 O_S 的垂直位置。

解：近用视点即近用光学中心 O_N 应是主片与子片各自产生棱镜效应相互抵消、合成棱镜度为零的点，设近用光学中心 O_N 位于 O_D 之下 y_D（cm）处，O_S 位于 O_D 之下 y（cm）处，则：

$$F_D y_D = F_A (y - y_D)$$

根据题意，F_D=+2.00 D，F_A=+2.00 D，y_D=10 mm=1 cm，O_S 位于 O_D 之下 y（cm）处。

$$y = \frac{F_D + F_A}{F_A} y_D = \frac{2+2}{2} \times 1 = 2 \text{（cm）}$$

即应将子片光学中心置于远用光学中心之下20 mm处，如图3-55所示。

②像跳。当人眼由视远移向视近时，视轴由远用区光学中心逐渐下移（见图

3-56）。当移至分界线上下时，在分界线偏上点，棱镜效应仅由主片屈光力及其偏位产生，该垂直方向的棱镜效应 $P_1=F_D v$（A 的折射像为 A'）。当移至分界线偏下点，棱镜效应则是主片与子片的合成作用，在垂直方向的棱镜效应 $P_2=F_D v+F_A C_A$（B 的折射像为 B'，与 A' 重合，AB 之间为盲区）。

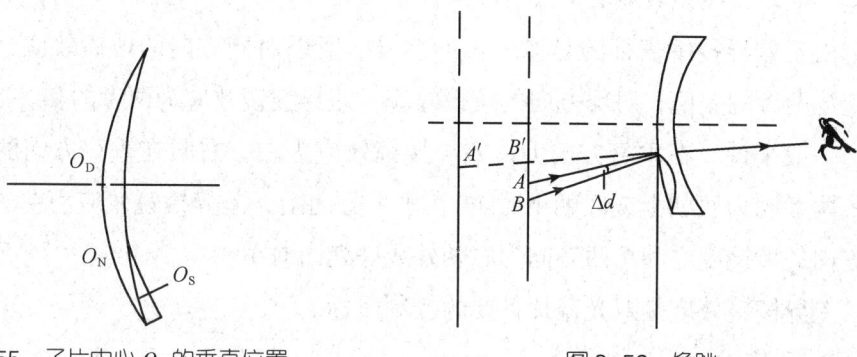

图 3-55　子片中心 O_S 的垂直位置　　　　图 3-56　像跳

由于棱镜度突变而产生的像跳：

$$\Delta P = P_2 - P_1 = F_A C_A$$

即像跳完全是由子片屈光力（近用附加焦度）与子片的顶心距 C_A 所决定的。只有当顶心距 $C_A=0$，即子片光心位于子片顶点时，才能完全消除像跳。

无像跳的条件是：子片的光心位于子片顶点，若此顶点垂直偏移量 v 也等于零，则表示远用光心、近用光心、子片光心、子片顶点都位于一点。

③像位移。像位移完全是由视点处的棱镜效应所致。由于镜片均是围绕着基准点（远用或近用）而设计的，而视点却会由于人的习惯和佩戴位置不同而不同，在校配时应选用符合视点位置要求的基准点位置，并通过校正使视点和基准点相符，所以在讨论时均假设基准点与视点相符。

若人眼视近时，视点通过近用光学中心不会产生像位移。当 $F_D<0$ 时，O_N 不是在 O_D 的上方，就是在 O_S 的下方，有时甚至不在镜片上。对于胶合型双光镜，有时虽可依靠子片光心 O_S 的偏移使 O_N 位于 NRP 点，但免不了在子片顶端产生像跳或是不美观。

所以，双光镜的设计是像位移、像跳及实用美观三者的平衡。

④双眼的像位移差及差异棱镜效应。由于 NRP 不一定位于近用光学中心，故视近时将受到一定的棱镜效应的影响，视物时会产生一定的像位移。这对于初戴双光镜者来说是很不习惯的，但是经过一段时间的适应后，戴镜者会对看到的像

所反映的实际物空间的变异有所纠正，即像位移是可以习惯的。而人眼最不能接受的是左、右眼之间的像位移的差异，即物空间的一个点，反映在双眼的像空间里却差异很大，若超过了大脑融像范围，就会产生复视现象（即不能双眼单视）。这种像位移的差异是由于视点处的棱镜效应不一致所引起的，两眼之间的棱镜效应差异即差异棱镜效应。

由于差异棱镜表征的是像位移的差异，所以对同方向的棱镜效应，差异棱镜效应为两者的差值；对反方向的棱镜效应，差异棱镜效应为两者的和。

一般来说，在垂直方向上，差异棱镜效应为左、右眼在垂直方向的棱镜度之差（两者同为底朝上或底朝下时）；在水平方向上，差异棱镜效应为左、右眼在水平方向的棱镜度之和（两者同为底朝外或底朝内时）。

差异棱镜效应是双光镜片首要的控制目标。

2. 三焦镜

三焦镜片也称三光镜片，它能满足对三个视距的助视要求。

随着年龄的增长，调节力逐渐减弱，按近用镜（或双光镜）的焦度配置原理，近用附加焦度将逐渐加强，但通过双光镜的视远区和视近区都不能获得足够清楚的中距离视觉。

 **相关链接**

三光镜与中距离视觉的需求

以下讨论暂不计镜眼距。

$$F_N = B - W_N = A - A'_C - W_N$$

$$F_A = F_N - F_D = -A'_C - W_N$$

式中　F_N——近用区焦度；

　　　B——近点聚散度；

　　　W_N——近工作距的聚散度；

　　　A——远点聚散度；

　　　A'_C——调节力；

　　　F_A——子片焦度；

F_D——主片焦度。

戴双光镜视近时，其近工作距的聚散度的变化范围为 $-F_A$ ($A'_C=0$) 到 $-(F_A+A_C)$ ($A'_C=A_C$)。随着 A_C（调节幅度）的下降，则不仅要增加 F_A 值，还缩小了近工作距的可变区域。

由于戴远用矫正镜在用了全部调节力所能看清的物点的聚散度 $W_D \approx -A_C$，若 $-W_D<-W_N$（即 $A_C<F_A$），其间必有一段距离，在用足调节力的情况下，无论是从远用区，还是从近用区都无法看清。

例如，某人尚有 1 D 的调节力，若以近工作距为 33 cm 配近用镜，则 $F_A \geq 2$ D，才能看清眼前 33~50 cm 的近物。从所配的远用镜处，其只能看清眼前 1 m（$W=-1$ D）以外的物体，在眼前 0.5~1 m 处这段距离是无法看清的（$\Delta W=F_A-A_C=2$ D-1 D$=1$ D）。

如需要看清远光的最近点到近光的最远点间的物体，就必须再配第三副眼镜或使用三焦镜片，来满足中距离视物的要求。

为满足中距离之用而在视远的基础上附加的焦度称为中距（或中光）用附加焦度，一般为近用附加焦度的 50%~60%。

双光、三光（或三光以上）均称多焦点镜片。三光镜片的光学性能计算，也类似于双光镜片。

原则上说，具有 $A_C=1$ D 的调节力配用三光镜，就能看清相当于 3 D 的物距的变化。

如一正视眼老者，调节幅度为 1.00 D，近用附加焦度为 2 D，中距用附加焦度为 1 D，则从无穷远处到眼前 1 m 可用远用镜，从眼前 1 m 到 0.5 m 可用中距镜，从眼前 0.5 m 到眼前 0.33 m 可用近用镜。但是这样配镜，在最常用的距离点上，都是用足了调节力才能看清，这与预留三分之一的调节力以达到在舒适点成像的原则是不相符的。

对该例所配的三光镜可选用近用附加焦度为 +2.50 D，中距用附加焦度为 +1.25 D 或 +1.50 D，这样可在两个常用近工作距离，即眼前 0.33 m 和眼前 0.5 m，保留 0.25~0.50 D 的调节力就能达到明视。

这样的配方，虽有一定的物距损失（在本例中为 −1.00~−1.25 D 或 −1.5 D），即在该区域内始终不能清晰成像，但由于其均不是常用工作距，而由此能达到在常用工作距上减少调节的目的也是值得的。

若 A_C（调节幅度）$< -\frac{1}{3}W_N$（W_N 为近工作距的聚散度），所配的三光镜总会有一定的物距损失，近用附加焦度与中距用附加焦度的设置应有针对性，还应特别注意近距到中距的连贯性，其间最好不要出现模糊区。

同样，三光镜片也分熔融型、胶合型、分裂型及一体型等类型，其焦度及曲率的计算也类似于双光镜片的计算。在计算棱镜效应时，也与双光镜片大同小异。唯一的区别是，其对中间视距的区域大小有一定限制，中间区域的位置也可视需要而定，有时甚至置于远用区的上方。

3. 渐变焦眼镜

渐变焦镜片在人眼从视远到视近的过程中，视点移动的轨迹方向上，其屈光力是连续变化的。若视点的移动反映的是物距相应的变化，则人眼通过镜片能获得各距离连续的清晰视觉。由于屈光力是连续变化的，故在不同的视距处不会产生明显的像跳。

渐变焦镜片（见图 3-57）同样也是以远用及近用基准点处的参数代表其各项光学性能。远用基准点到近用基准点的连线代表了视点预定的轨迹，这条直线也称为渐变焦镜片的主子午线，在主子午线（或者其延长线）上，屈光力是由上至下连续递增的。

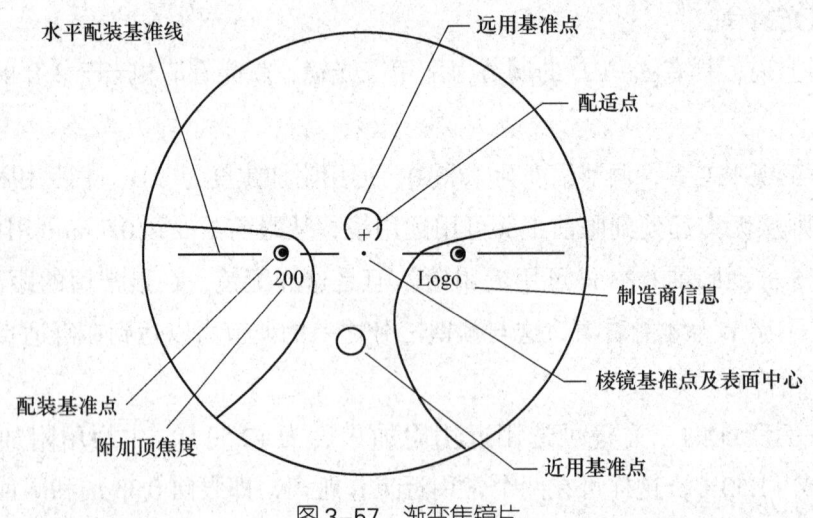

图 3-57 渐变焦镜片

渐变焦镜片的另一重要参数是主子午线的长度及围绕着主子午线的可视区宽度。由于要在主子午线上满足屈光力的连续变化，在离开主子午线一定距离后，其像质急剧恶化，像散与畸变迅速增大。对于有规律的散光，可在镜片的另一个面进行补偿，使剩下的杂乱散光值降到最小。一般将像散小于 0.50 D 的区域称为可视区，可视区的宽度也称通道宽度。

通道宽度决定了物方视场的大小，一般初戴渐变焦眼镜者，视线会不自觉地通过模糊区（非可视区），看到的影像将是扭曲变形的朦胧像，这需要经过一定的头位与眼位的配合与适应，即在水平方向上是头位转动达到视场的改变，在垂直方向上则依靠眼位转动满足视距的变化。视点的轨迹沿主子午线方向移动，使视点通过该子午线的每一点的屈光力，正好符合眼睛的聚焦距离。所以，渐变焦镜片的定位是相当重要的。

渐变焦镜片比其他多焦镜片还增加了一个基准点——配适点。配适点一般位于 DRP 下 5 mm 左右，配适点的高度（配适点到镜架最底部水平切线的距离）代表了眼瞳的高度。这就意味着配渐变焦镜片需针对特定的镜架测量眼瞳在该镜上的高度——瞳高。

所有的渐变焦镜片都有两个隐形的永久性标记（相距 34 mm），而永久性标记点连线的中点就是配适点，所以配适点也间接地相当于一个永久性标志。镜片所有其他基准点位置都是相对于配适点而建立的。

按几何光学知识，渐变焦的形成可以是折射率的连续变化或曲率的连续变化。现在大多数渐变焦镜片的曲率是连续变化的，由此可定义其为非球面镜片。以前仅有玻璃是优良的光学材料，但由于玻璃表面加工工艺较复杂，必须经过研磨抛光才能达到其光学的要求，故"非球面"常被称为"奢侈品"。故在一般的光学设计中，较少考虑"非球面"的形式。随着树脂镜片技术的成熟，其光学性能已不亚于玻璃。树脂镜片可以模制成型，只要模具能符合要求（曲率、表面粗糙度），就能连续批量地生产。模具一般是以玻璃为材料，以前生产一片玻璃镜片的成本现在可以生产一个模具，并由此再生产一大批镜片。由于树脂镜片大大降低了渐变焦镜片的成本，使其在近年得到迅速推广。

九、特殊类型的眼镜

1. 等像眼镜

矫正镜片不仅使镜片与人眼组成一望远镜系统，使人眼能正确地视远，还因其屈光力及镜片形式的不同而改变了人眼的视觉放大倍率。

前已谈及矫正眼镜的放大倍率 SM，其公式为：

$$SM = \frac{1}{1-dF'_v} \times \frac{F'_v}{F_1} = \frac{1}{1-dF'_v} \times \frac{1}{1-\frac{t}{n}F_1}$$

式中　d——镜片后顶点到眼（角膜顶点）的距离，m；

　　　F'_v——矫正眼镜的屈光力，D；

　　　F_1——镜片第一面的面屈光力，D；

　　　n——镜片的折射率；

　　　t——镜片的中央厚度，m。

一般将矫正眼镜的放大倍率分为两部分进行讨论，前一部分 $\frac{1}{1-dF'_v}$ 由于与镜片的屈光力有关，称为屈光力放大倍率，符号为 SMP；后一部分 $\frac{1}{1-\frac{t}{n}F_1}$ 只与镜片的形式有关，称为形式放大倍率，符号为 SMS。即：

$$SM = SMP \times SMS = \frac{1}{1-dF'_v} \times \frac{1}{1-\frac{t}{n}F_1}$$

采用眼镜片矫正屈光不正时，不但要求获得清晰视力，还应使两眼在视网膜上的成像大小尽可能相差不大。而屈光参差患者配镜时，由于两眼配镜度数的差异，会产生两眼视像大小不等的现象。理论上，双眼视像的大小相差0.25%，对人眼的融像基本无影响；若至2%，双眼虽能融像，但容易产生视疲劳；若至4%，则会产生视觉障碍；超过5%，人眼则不能达到双眼单视功能。要解决这一问题，使屈光参差患者两眼视像相等，就要制备两个眼镜片，其屈光力虽然不等，但视觉放大倍率相似，该眼镜称为等像眼镜。

等像眼镜对单一镜片而言，要能保持原有矫正屈光不正度的效果，又能在戴上该镜片后，达到预定的改变该眼视物感的要求，这种眼镜片称为像倍率眼镜片。

在实际临床应用中，常利用 SMS 的特性，制成具有特定形式放大倍率要求的无焦眼镜或像倍率眼镜，作为矫正双眼视像不等的最简单的方法。

在配制等像眼镜时，必须先知道患者戴上矫正眼镜后，双眼视像大小不等的倍率差，然后用所需像倍率眼镜片代替原矫正眼镜片。

在验光时，有一套常用的无焦眼镜片，对戴上矫正眼镜后双眼视像有差异者，在视像小的眼前放上具有特定倍率的无焦眼镜，放大倍率从小到大，直至视像基本相等，能达到双眼单视的功能为止。

所谓的无焦眼镜，其焦度等于零（实际上无焦眼镜是一种焦度等于零的像倍率眼镜），SMP=1，其放大倍率就等于其形式放大率，即 SM=SMS。

配制具有一定屈光力和一定像倍率的镜片，若镜片的折射率与无焦镜片一致，则只需按标准无焦镜片第一面的面屈光力 F_1（正面焦度）与厚度 t，再按所需镜片的屈光力 F'_V，对背面屈光力（背面焦度）F_2 进行计算；若镜片折射率与无焦镜片不一致，则应按 SMS 先确定 F_1 和 t，然后再计算 F_2。

2. 菲涅尔（Fresnel）透镜

根据光的折射定律，光经折射面的偏折程度仅与光线与折射面的夹角及该折射材料的折射率有关。若折射率恒定，就主要取决于光线与折射面的夹角。平行光入射平面棱镜时，出射的仍是平行光（偏折角一致）。但对于具有一定屈光力的球面镜片，其对光线产生的偏折作用则与折射面各点的偏折角和表面曲率半径有关，有焦镜片出射的光线会聚（或延长会聚）于其焦点（或焦线）上。有焦或无焦镜片的棱镜效应如图 3-58 所示。

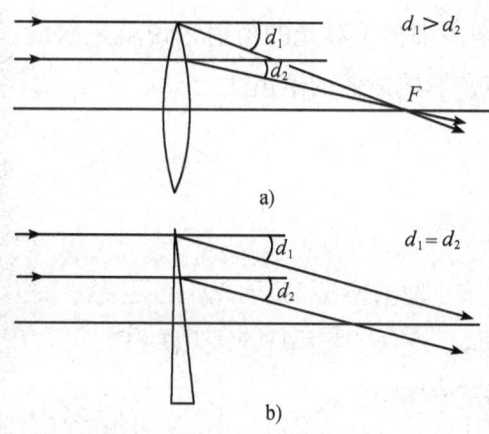

图 3-58 有焦或无焦镜片的棱镜效应
a）有焦镜片 b）无焦镜片

通过图 3-58a 可以了解，球面镜片上各点的偏折能力是随其离开光心的距离增大而逐渐增大的。而通过光心的光线，因其不改变方向，故在光心处的棱镜度为零。

可以把球面镜片看成是无数个棱镜度渐增的对称于光心的棱镜叠加（而柱面透镜则是对称于其柱轴）。凸透镜是由无数个棱镜底部向中心排列而构成，凹透镜是由无数个棱镜顶部向中心排列而构成，如图 3-59a、c 所示。若除去常规镜片中那些与镜片屈光力无关的部分（各微小棱镜中间的平行部分），而把具有折光作用的球面表面与平面夹角部分自镜片中心至周边排列于一薄而平的透明膜上，如图

3-59b、d 所示，这就是"菲涅尔镜片"的基本原理。

镜片可以做得很薄，这对于高度近视或高度远视需戴超厚镜片所带来的不便会有很大帮助，故称为"薄膜镜片"，从正面观察可看到无数回旋的棱镜槽（见图 3-59e），有时也称其为"回旋透镜"。

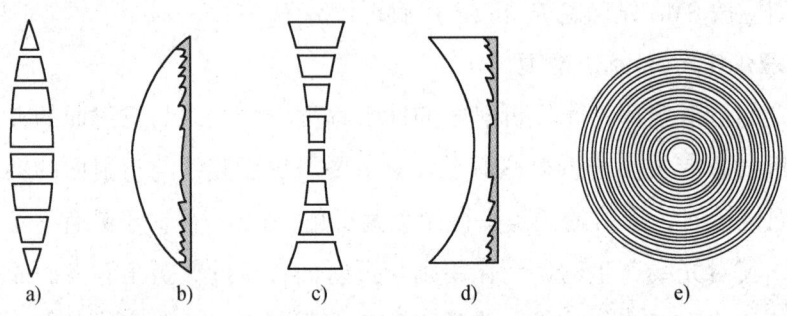

图 3-59 小棱镜对称于光心的叠加及菲涅尔透镜

菲涅尔透镜的优点是轻、薄，适用于高度近视、远视、斜视及老视的加光等特殊要求，但由于有许多细槽（对光的衍射来说就是狭缝），会影响视觉的清晰度，也会产生次级焦点，影响成像的聚焦性。

思考题

1. 简述入射光线、反射光线、折射光线的定义。
2. 在眼镜光学中，光线的符号规则是怎样的？
3. 简述三棱镜的光学特性。
4. 折射光线距棱镜 1 m 远处偏离入射光线 5 cm，试求棱镜的屈光力。
5. 三棱镜的底向标示有哪些方法？
6. 何谓球面透镜的会聚作用和发散作用？
7. 球面透镜的屈光力和焦距的关系是怎样的？
8. 简述柱面透镜的光学特性。
9. TABO 法是如何标示柱面透镜轴向的？
10. 何谓史氏光锥？试绘图说明。
11. 求下列正交柱面等效屈光力。

    $+3.50 \times 180 / -1.25 \times 90$ $+2.00 \times 180 / +4.00 \times 90$

$-4.00 \times 90 / -6.50 \times 180$　　$-0.50 \times 180 / +0.50 \times 90$

$+1.75 \times 90 / +2.50 \times 180$　　$+2.75 \times 90 / -1.75 \times 180$

$+0.50 \times 180 / +0.50 \times 90$　　$+1.00 \times 90 / +3.00 \times 180$

12. 将下列透镜用正交柱面形式表示。

    $+0.50 / -0.25 \times 180$　　$-1.75 / -1.50 \times 90$　　$+4.25 / +1.75 \times 180$

    $-2.00 / +4.00 \times 90$

13. 下列四片薄球透镜相互密叠，求组合焦距（cm）。

    $+1.25 / +0.50 \times 90$

    $-2.00 \times 180 / -1.50 \times 90$

    $+0.25 \times 90 / -1.25 \times 180$

    $+0.50 / -2.50 \times 90$

14. 求 $F=+3.00$ D 眼用透镜的光学中心正上方 3 mm 处具有的三棱镜效应。

15. $+3.00$ DS 的镜片，光心向内移动 5 mm，求此时产生的棱镜效应。

16. 何谓差异棱镜效应？

17. $+15.00$ D 镜片戴于角膜前 12 mm 处，进行远光矫正，如镜片位置移至角膜前 15 mm，其度数应为多少？

18. 眼镜总放大倍率与哪些因素有关？

19. 理论上眼镜片的像差有哪些？其中哪类像差最影响成像质量？

20. 解释下列有关双光镜的名词。

    子片光学中心

    子片顶点

    子片顶心距

    子片高度

    子片垂直偏移量

    几何内移量

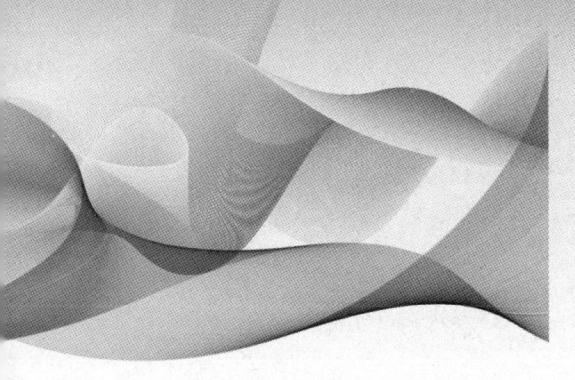

培训模块 四
眼屈光学

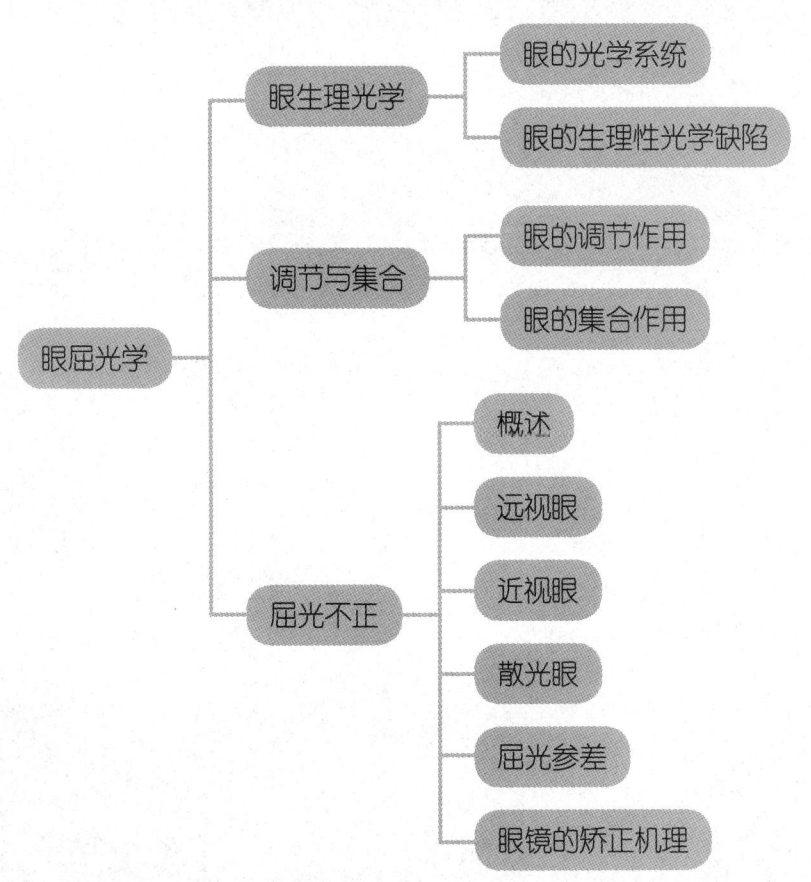

内容结构图

培训项目 1

眼生理光学

屈光的英文为 refraction,其译文还有屈折、折射(作用)等,这说明在几何光学中所谈及的光线由一种介质进入另一种介质时所发生的前进方向的改变,即所谓折射,实际上为眼屈光学所称的"屈光"。

一、眼的光学系统

1. 眼的屈光结构和光学常数

眼屈光系统由角膜、房水、晶状体、玻璃体四种屈光介质所组成。其组织结构已在眼科学知识中介绍,现主要从光学角度分析其结构特点。

(1)角膜

角膜是外界光线进入眼内产生视觉的唯一途径,是主要的眼屈光介质,其前面分隔着空气和角膜实质,后面与房水接触,在切面上如同一凹弦月形透镜。不过由于角膜厚度差很小,仍可把角膜前后看成是近似平行的弧面。因其很薄,平行光线通过角膜时并不发生折射,而是移位,因而角膜本身的屈光作用可以不计。但其屈光力占眼总屈光力的 70%~75%,这是因为角膜构成房水透镜的前曲面,角膜的前曲率半径(与前房深度有关)和房水的折射率是构成角膜屈光力的重要因素。

角膜光学常数见表 4-1,关于角膜的屈光力可依透镜面屈光力的计算公式计算。

角膜前面屈光力 $D_1 = (1.376-1)/0.0077 \approx +48.83$ (D)

角膜后面屈光力 $D_2 = (1.336-1.376)/0.0068 \approx -5.88$ (D)

角膜总屈光力 $D = D_1 + D_2 - (d/n) D_1 D_2$

$= 48.83 + (-5.88) - (0.0005/1.376) \times 48.83 \times (-5.88)$

$\approx +43.05$ (D)

表 4-1 眼屈光系统的光学常数

屈光介质	折射率（屈光指数）	屈光力（D）	曲率半径（mm）	厚度（深度）(mm)
角膜	1.376	+43.05	+7.7（前） +6.8（后）	0.5～1.0
房水	1.336			3.0～3.1
晶状体	1.406	+19.11	+10（前面静止时） -6（后面静止时）	3.6（静止时）
玻璃体	1.336			

角膜是透明屈光介质，其前面具有凸球面反射镜的光学作用，故投射于角膜表面的光线约有 2.5% 被反射。另外，角膜对波长为 390～780 nm 的可见光线可任其透过，但对波长短于 295 nm 的光线可吸收。据研究，角膜上皮吸收紫外线的峰值波长为 265 nm，故雪地、冰面等集中反射及电焊弧光是角膜损坏的常见诱因。

（2）房水

房水是充满前后眼房中的无色透明澄清液体，为眼屈光系统的第二介质，犹如一透镜。角膜构成了房水透镜的前曲面，房水的屈光指数为 1.336。

（3）晶状体

晶状体的光学常数见表 4-1。需要说明的是，晶状体并不具有均匀的折射率，这是因为晶状体是由多层折射率不同的物质所组成（类似洋葱），中央部最致密，故折射率最高，为 1.406，表层为 1.386，即其屈光指数存在着梯度。

晶状体对波长为 390～780 nm 的可见光线，均任其通过透达视网膜。但随着年龄的增长，晶状体核由黄色渐变为淡褐色，所以对接近 350 nm 或更短的短波光线常会部分吸收，如对 290 nm 的紫外光则会大量吸收。晶状体常发出荧光，并形成不透明变性蛋白质，这是日光性白内障发生的重要原因。

（4）玻璃体

玻璃体是无色透明凝胶状组织，填充于眼球内腔，为眼屈光系统的终末屈光介质。玻璃体具有与房水相等的屈光指数（1.336），光线经玻璃体屈折后，立刻投射于视网膜上成像而引起光化作用。

2. 眼屈光系统和眼的三对基点

（1）眼屈光系统——共轴球面系统

依几何光学，若光学系统由球面透镜和球面反射镜组成，则被称为球面系统。若所有球面的球心均处于同一条直线上，则该直线就是整个系统的对称轴线，被称为系统的光轴，这样的系统称为共轴球面系统。

如前所述，从光学角度分析，人眼是由角膜、房水、晶状体和玻璃体所组成的光学器具，各屈光介质的屈光面大都为球面，且基本上均具有凸透镜的光学作用，故为球面系统。依几何光学原理，可将角膜表面中央部定名为眼球前极，通过该中央部与角膜垂直的线应为整个系统的对称轴线。严格来讲各屈光面的中心并不都是排列在该轴上，但偏差很小，从功能上可忽略不计，所以仍可视为在同一轴上，这条轴即是眼的光轴。眼的旋转中心（回旋点）以及眼的主焦点、主点和结点等光学上重要的点也都基本在该轴上。故眼的屈光系统从光学原理上可视为共轴球面系统。眼屈光系统的组成如图4-1所示。

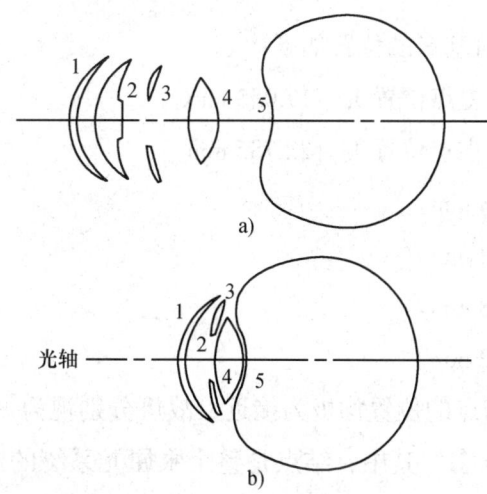

图4-1 眼屈光系统的组成
a）组合前 b）组合后
1—角膜 2—房水 3—瞳孔 4—晶状体 5—玻璃体

（2）眼的三对基点

眼屈光系统的三对基点如图4-2所示，包括主焦点、主点和结点。

1）主焦点（F_1，F_2）。主焦点是平行光线经眼屈光系统折射后与主轴的交点，简称焦点。

2）主点（P_1，P_2）。主点是眼屈光系统屈光成像的参考点。许多基本线段如焦距、物距、像距等均从此点起计算。

3）结点（N_1，N_2）。结点是次轴光线与主轴的交点。以任何角度射向第一结点 N_1 的光线，经眼屈光系统折射后，均由第二结点 N_2 以同一角度射出，虽向一侧移位，但方向不变。

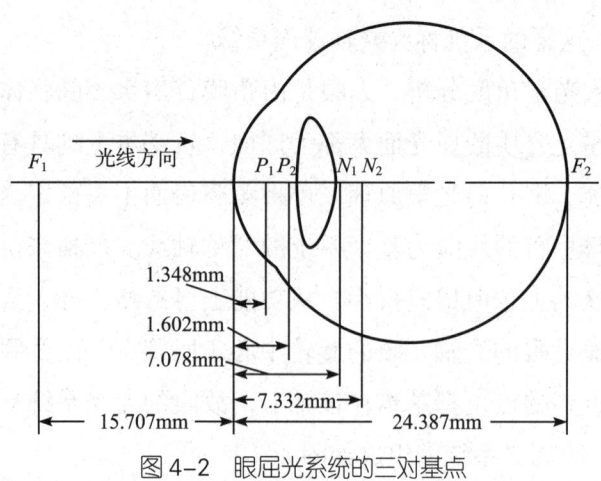

图 4-2　眼屈光系统的三对基点

4）眼屈光系统三对基点的位置如下：

①前焦点（距第一主点位置）：-17.055 mm。

②后焦点（距第二主点位置）：+22.785 mm。

③第一主点：1.348 mm。

④第二主点：1.602 mm。

⑤第一结点：7.078 mm。

⑥第二结点：7.332 mm。

上述两主点和两结点的位置均极为接近，故可分别视为一个主点及一个结点，即下文述及的简化眼状态。其中，结点是整个眼屈光系统的光学中心，任何光线通过此点都不会屈折。

3. 简化眼（简略眼、简约眼）

眼睛实际上是由各种不同屈光指数的屈光介质所组成的一个复杂光学系统，以上述眼球光学常数及三对基点的数值为基础，模拟人眼光学结构的模型即称为模型眼，其中主要以 Gullstrand 六折射面精密模型眼为标准。但为了便于理解和使用，依光学原理将模型眼进一步简化：眼球的各屈光单位以一个曲率半径为 5.73 mm 的单一折射球面代替（见图 4-3），该球面位于角膜后 1.35 mm 处，其一侧为空气，另一侧为 $n=1.336$ 的屈光介质，结点或光学中心即该球面的曲率中心，位于角膜前表面后方 7.08 mm 处；前焦距为 -17.05 mm，后焦距为 +22.78 mm，总屈光力为 +58.64 D。简化后的模型眼叫作简化眼。

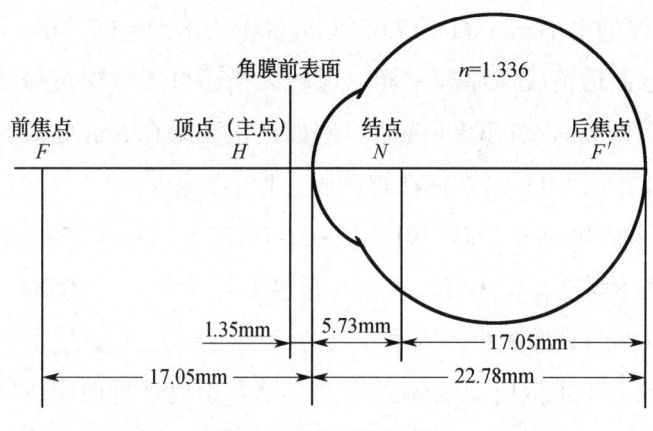

图 4-3 简化眼模式图

4. 视网膜成像

（1）视网膜成像大小的计算

在图 4-4 中 AB 为置于眼前的物体，N 为简化眼光学系统的光学中心，凡经过此点的光线不被屈折。物体 AB 所反射出的光线，经结点在视网膜上形成倒像，在结点处的夹角为 α。根据相似三角形的对应边成比例，可得：

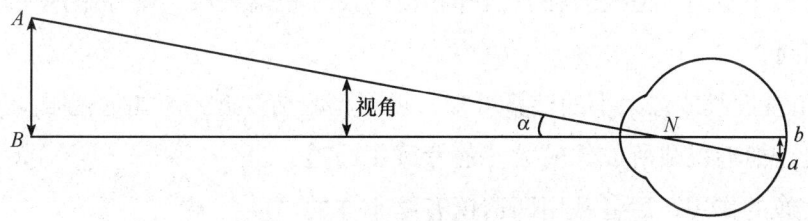

图 4-4 视网膜成像的模式图

$$\frac{物体大小}{像的大小} = \frac{物体与结点的距离}{像与结点的距离}$$

即：

$$\frac{\overline{AB}}{\overline{ab}} = \frac{\overline{BN}}{\overline{bN}}$$

像的大小（正视眼）= 物体大小 × 像与结点的距离 / 物体与结点的距离
$$= \overline{AB} \times \overline{bN}/\overline{BN}$$

把简化眼数据代入：

$$像的大小（mm）= \frac{物体大小（mm）\times 17.05}{物体与眼的距离（mm）+7.08}$$

例如，若物体高为 2 000 mm，位于眼前 20 000 mm 处，则：

像的大小 =2 000×17.05/（20 000+7.08）≈1.7（mm）

另外，和球面透镜成像原理一样，像的大小还可通过视角与结点至视网膜的距离计算求得，即 $\tan\alpha \times 17.05$（mm）。例如，正视眼在 5 m 处查其远视力为 1.0，现以视角方法计算该 1.0 E 形视标在视网膜上像的大小：

$\tan5' \times 17.05 = 5 \times 0.000\ 291 \times 17.05 \approx 0.024\ 8$（mm）=24.8（μm）

$\tan\alpha$ 在角度（弧度）很小时，可以用角度本身代替（$1' \approx 0.000\ 291$ rad）。

（2）影响视网膜成像大小的因素及其意义

视网膜成像大小是依所视物体大小及与结点距离远近而定，即与所形成的视角大小有关。故物体距眼越近，所形成的视角越大，视网膜成像越大（其中伴随着调节，引致眼屈光系统前后结点的向前移位，也使视角更加增大）。

由此不难理解：

1）凡所目睹的物体，若其视角相同，视网膜成像大小也相同。在设计视力表时，如我国常用的国际标准视力表，从 0.1~0.5 的各行视标的高度就正是从眼结点到无限远的 5′ 视角进程中，依不同"设计距离"计算求得。换言之，视力表上的视标虽大小不同，但人若在各视标相应的设计距离观察，则在眼内所形成的像的大小相同。

2）由视网膜成像大小的计算可知，视网膜距结点近的（如远视眼）所成像较小；反之，如近视眼所成像较大。前者戴用凸透镜有放大像的作用，后者戴用凹透镜有缩小像的作用。

5. 眼的生理轴与角

眼的生理轴与角如图 4-5 所示。

（1）光轴

光轴是通过角膜表面中央部（眼球前极）的垂直线，眼的结点、回旋点均在光轴上。该轴通常在视网膜中心凹鼻侧，其与巩膜后面的交点为眼球后极。

前后极的距离即眼轴长度。眼屈光系统各表面的中心均近似位于光轴上。

实际应用中，因角膜前极不易由观察法得到，而瞳孔中心易于确定，故常将由瞳孔中心所作的

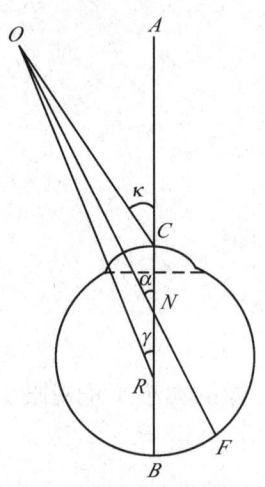

图 4-5 眼的生理轴与角
C—角膜几何中心　B—眼球后极
F—黄斑中心凹　N—结点　R—旋转中心
AB—光轴　OF—视轴　OR—固定轴

垂直于角膜的瞳孔线（轴）代替光轴。

（2）视轴

视轴为由眼外注视（固视）点通过结点与黄斑中心凹的连线。由于黄斑中心凹位于眼球后极颞下侧约 1.25 mm 处，故人眼的光轴通常在视轴外侧，两轴并不重合。

（3）固定轴

当眼转动观看物体时，人们设想是以一点为力学回转中心，称为旋转中心（回旋点），大约位于角膜顶点后方 13.5 mm 的光轴上。

注视点与眼旋转中心的连线为固定轴。

（4）α 角

α 角为视轴与光轴在眼内结点处所形成的夹角。

（5）γ 角

γ 角为光轴与固定轴所形成的夹角。

（6）κ 角

眼外注视点与角膜前极连线和光轴所形成的夹角。κ 角与视角在临床上大致可视为同一角度。由于 κ 角不易测量，所以常用光轴与角膜反光点（视轴）偏离的角度（圆周度）来度量。

最简单的方法可令患者注视 33 cm 处的灯光，观察角膜反光点。如在瞳孔中央鼻侧，为正 κ 角；在颞侧，则为负 κ 角。通常 κ 角为正，一般在 3°~5°。远视时可大至 7° 左右，近视时则约有 2° 以内的减少。过大的正（负）κ 角常表现为外（内）斜的外观，即所谓的"假性斜视""伪斜视"。

二、眼的生理性光学缺陷

1. 眼的几何像差

依理想光学系统成像理论，由同一物点发出的全部光线经光学系统后，必聚焦于一共轭像点，形成理想像点。像与物的形状完全相似，大小比例精确。但实际上，物体上任一点发出的光线通过光学系统后，不能聚焦于一点，而是形成一弥散斑，实际光线位置偏离理想像点，像与物体虽很相似，但不完全相同，这种差异称为"像差"。眼屈光系统可视为一共轴球面系统，光线经眼屈光系会和通过光学系统一样，存在光学性几何像差，导致成像不完美，影响了眼的视觉质量。

几何像差主要分为两大类：单色像差和色像差。当只考虑单色光成像，即相同的单色光通过光学系统后的像差为单色像差，包括球面像差（简称球差）、彗差、像散、像场弯曲（简称场曲）和畸变等形式。换言之，这五种性质不同的像差统称为单色像差。而不同的单色光通过光学系统后的像差为色像差，分为纵向色差（位置色差、轴上色差）和横向色差（垂轴色差、倍率色差、轴外色差）。眼的像差中球面像差和色像差对眼的视觉质量影响较大。

（1）球面像差（见图4-6）

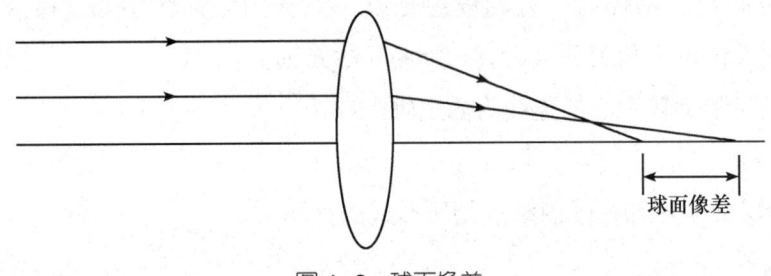

图4-6　球面像差

由几何光学共轴球面系统的成像特性可知，只有近光轴的物点，且以很小孔径角的细光束成像时，才能获得完善像。当光线（主光线在光轴上的光束）垂直入射眼屈光系统后，由于远轴光线折射角度大，近轴光线折射角度小，故交光轴于不同的位置，成像遂不能会聚于一点，在视网膜上呈直径不等的弥散圆，像的形状也会失去与物体的相似性。这种成像缺陷称为球面像差。

由于人眼瞳孔孔径在室内平均为3~4 mm，周边部光线大部分被虹膜挡住。另外，角膜周边部较平坦，晶状体中央部密度和弯曲度也较大，都使得球面像差减小，以至于可以忽略其对成像质量的影响。

（2）色像差

复合光由不同波长的单色光构成。平行光入射眼屈光系统，不同波长的色光有不同的折射率，如红色光波长长、折射率小，而蓝色光波长短、折射率大，故在眼屈光系统光轴上的成像位置存在差异，视网膜上遂呈一彩色弥散圆影像。这种在轴上成像的位置差异叫作轴上色像差，即纵向色差（见图4-7）。

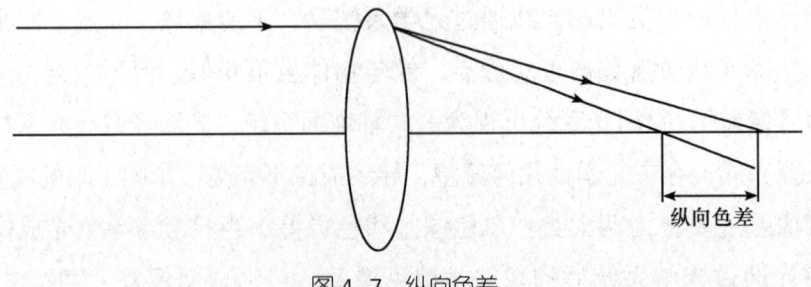

图4-7　纵向色差

人眼屈光系统存在着纵向色差。依色像差的计算公式 $\Delta D=D/V$，ΔD 为色像差，D 为折射力，V 为介质色散系数（即阿贝数），将人眼平均折射力值 58.64 D，眼色散系数 56.4，代入上式，可计算出人眼理论上的色像差（D）。对于可见光谱两端的红光（C 线）和蓝光（F 线）来说，在视网膜上结成两个焦点，其距离上的差值（mm）是人眼纵向色差的另一种度量方式（C 线、F 线分别是镉元素发出的红色、蓝色光谱线，波长分别为 643.8 nm 和 480 nm）。

由于人眼在白昼标准亮度下，对 555 nm 的黄绿光最敏感。即在正视眼时，光谱中最亮的黄光在视网膜上形成极为清晰的像，而较短或较长波长的光（蓝光、红光）在视网膜前、后形成较为不亮的光环，所以易被忽略，也就使色像差得到一定程度的弥补。

但当人眼患有屈光不正或虽矫正但未达到适度时，戴用红、绿色镜片或注视红、绿不同视标，人眼的色像差就必然会使患者感到红、绿视标清晰度的差异。这也正是双色试验法的原理。

横向色差是由于不同波长的色光有不同的折射率，导致不同的成像高度而形成像大小的差异，可以用可见光光谱两端的红光和蓝光的差异棱镜效应表示。人眼屈光系统也存在着横向色差，与颜色立体视觉的形成有关。

（3）其他像差

1）慧差。轴外物点发出的粗光束，经实际光学系统后，在理想像面形成彗星形光斑的像差称为慧差。

2）像散。离轴物点发出的细光束，经球面光学系统后，形成像散光束，在理想像面上形成的椭圆形光斑。

3）像场弯曲。一个平面的物所形成的像为曲面。

4）畸变。一种像变形的成像缺陷，正球镜会产生枕形畸变，负球镜会产生桶形畸变。

2. 眼的波阵面像差（波前像差）

前已述及依几何光学研究的眼的几种像差表现，而依物理光学的波动光学理论，光由光源发出后在三维空间向外推进形成一连续的球面波，称为波阵面，是光波连续性的同相表面，是在某一时刻空间上的一个波面，与光的行进方向垂直，如图 4-8 所示。

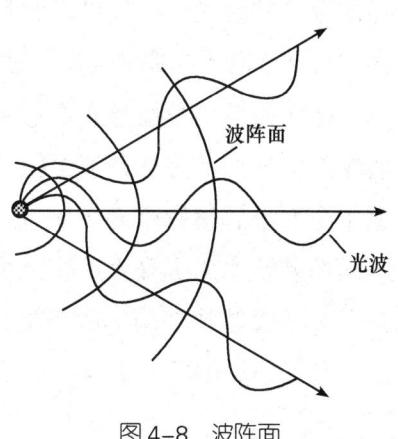

图 4-8 波阵面

当光自点光源（或平面光源）发出经过光学系统后所成的像，应是理想的以像点为中心的球面。但实际上，光束经光学系统折射后变形，对应的波面不再是以像点为中心的球面，这种实际波面与上述理想波面间存在的偏差称为波阵面像差。该偏差可通过光学路径差异——光程差求得。

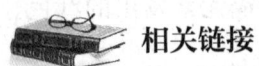 **相关链接**

人眼屈光系统存在光程差

所谓光程是光在一介质里的几何路程与该介质折射率的乘积。在理想光学系统中，光从所有物点到所有像点的光学路径长度应相同。所以从物理光学的角度，外界物体通过人眼屈光系统要得到完善的视网膜像，就需要从物点出发的通过瞳孔平面任一点的光线与经瞳孔中心的光线，其物点到其像点的光学距离相同；反之，自像点的逆行光线也如是。但实际上，光自点光源发出经人眼屈光系统后，由于眼屈光系统的光学缺陷，不能完全聚焦于视网膜上的一点，而是形成一像的弥散斑，故自眼底黄斑部反射出的光线，经眼屈光系统后其光波会变形。这样，在人眼瞳孔平面的所有空间位置测其光程差就不再为零。即通过瞳孔不同点的检测，光线经眼屈光系统后的光学路径长度并不相同，存在着光程差。光程差的大小就是波阵面像差的大小。

人眼屈光系统为一共轴球面系统，同样体现出上述物理光学的现象，即人眼也存在波阵面像差。目前，临床上已有多种测量仪应用光线追踪原理进行人眼波阵面像差的检测，不仅可以测量人眼各阶像差，而且可确定不规则散光的诸多内容，有助于对不同像差与临床症状及视觉功能关系的理解。

波阵面像差是衡量光学系统成像质量的重要指标之一，人眼屈光系统的波阵面像差形成像的弥散，甚至扭曲变形，影响了像的质量，故波阵面像差的检查有助于全面了解整体眼光学质量。近年来随着屈光手术、白内障手术等的开展，波阵面像差技术为提高术后视觉质量提供了有意义的参数。另外，在屈光不正的矫正（包括眼镜片及隐形眼镜的设计）与波阵面像差关系的研究方面也有所进展。这些对于如何使矫正获得最佳视觉效果都具有重要启示。

培训项目 2 调节与集合

一、眼的调节作用

1. 调节的定义及机理

（1）定义

人眼改变晶状体曲率以增加眼的屈光力，使近距离物体仍能在视网膜上清晰成像的功能称为眼的调节。

（2）机理

经典理论认为当眼视远时，睫状肌处于松弛状态，悬韧带紧张，该韧带分别与睫状体和晶状体囊膜相连，对晶状体维持一定张力，即晶状体在悬韧带的牵引下，其形状相对扁平，此为调节休止，又称眼的静止状态，如图4-9a所示。

当眼视近时，睫状肌环形纤维收缩，使睫状突形成的环缩小，悬韧带松弛，晶状体遂借其固有的弹性变凸，屈光力得以加强。同时，因睫状肌纵行纤维收缩，牵拉脉络膜，把玻璃体推向前方，使晶状体向后极部膨出受限，遂向其囊膜最薄弱的前极部凸出，形成晶状体前表面的双曲面形状，此即眼的调节形态，如图4-9b所示。调节的机理至今仍在探讨中。

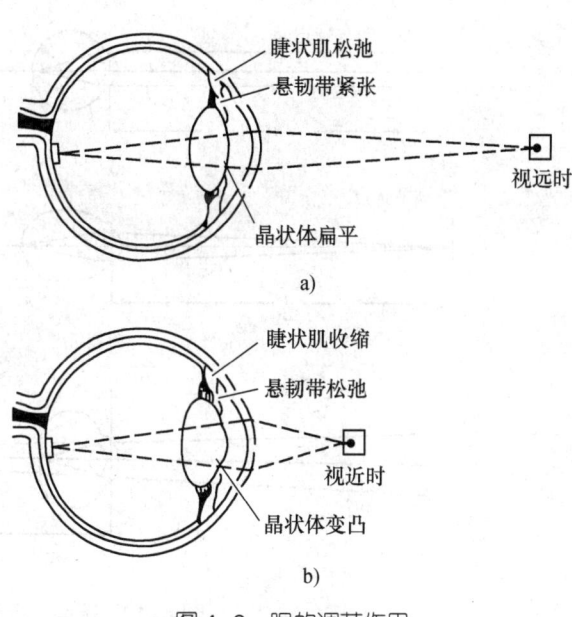

图 4-9 眼的调节作用
a）静止状态 b）调节形态

2. 调节的联动

正视眼静止状态时，从无限远处物体发出的平行光线经眼屈光系统屈折后形成焦点在视网膜上。当眼由视远物转向视近物时，近处物体所发出的散开光线势必成像于视网膜后，视网膜上的模糊影像在视中枢形成视-动刺激因素，由第三对脑神经中副交感神经纤维支配的睫状肌、内直肌、瞳孔括约肌遂同时兴奋。睫状肌收缩产生调节，使像聚焦于视网膜上；内直肌收缩产生集合运动，使两眼影像都落于视网膜黄斑部；瞳孔括约肌收缩使瞳孔缩小，减少了球差和光的亮度。这在视近过程中同时发生的调节、集合和瞳孔缩小是一联动过程，称为近反射三联运动。

3. 有关调节的基本概念

（1）调节远点、远点距离、静态屈光度

几何光学中相对应的物点与像点称为共轭焦点。人眼视物时成像在视网膜黄斑部，调节静止时与之相共轭的视轴上的物点即为调节远点。换言之，调节静止时，自调节远点发出的光线恰好聚焦于视网膜上（见图4-10）。

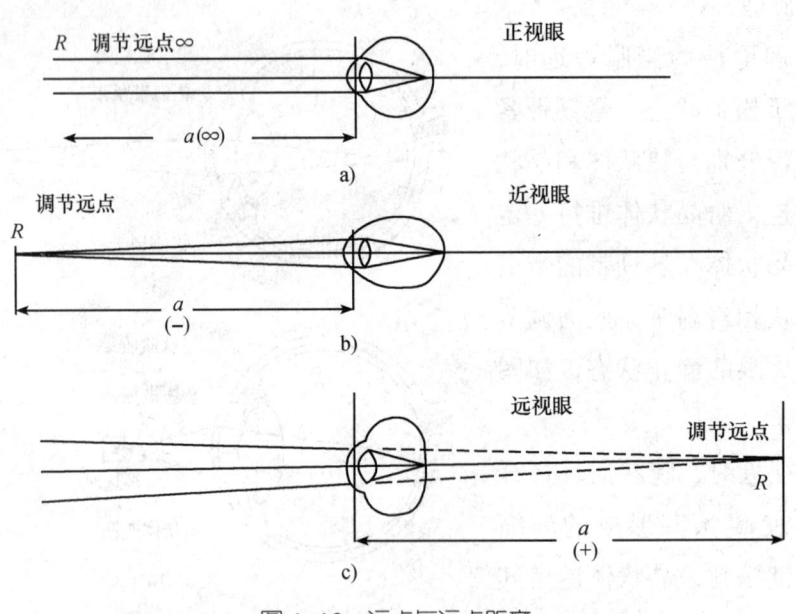

图 4-10 远点与远点距离

a）正视眼　b）近视眼　c）远视眼

图 4-10a 所示正视眼的黄斑与无限远相共轭，无限远为其调节远点，由黄斑处发出的光经眼的屈光作用后成为平行光线。

图 4-10b 中近视眼远点在眼前有限距离处，由黄斑处发出的光线经眼的屈光

作用成为会聚光线。

图 4-10c 中由远视眼黄斑处发出的光线经眼的屈光作用呈散开状，将其反向延长，在眼球后面形成虚焦点，为其调节远点。

调节远点至眼物侧主点的距离称为远点距离，远点距离的倒数为静态屈光度。

（2）调节近点、近点距离、动态屈光度

眼运用全部调节力量所能看清的最近一点，即眼在极度调节状态时视轴上与视网膜黄斑部共轭的点，即为调节近点。换言之，调节作用最强时，自该近点发出的光线恰好聚焦于视网膜上。

调节近点与眼物侧主点的距离称为近点距离，不过在实际检测时角膜至眼物侧主点距离值常略去，而以调节近点至角膜顶点距离计算。近点距离的倒数为动态屈光度。

（3）调节范围

调节远点与调节近点的任何距离均能运用调节达到明视，该线性范围即为调节范围。

（4）调节力

1）定义。调节作用时，因晶状体变化而产生的折光力称为调节力。以屈光度（D）为单位来表示。

$$调节力（D）=1/调节距离（m）$$

如正视眼在注视 1 m 远物体时所用的调节力为 1/1=1.00（D）；注视 33 cm 远的物体时，所用调节力为 1/0.33≈3.00（D）。

2）显性调节力与隐性调节力。在调节范围内注视物体时，由于物体距离不同，所使用的调节力也不同。在看近物时所使用的调节力称为显性调节力。但该眼所具有的调节力并不仅限于此，其没有使用的或剩余的调节力则称为隐性调节力。显性调节力与隐性调节力的总和即下面所述的调节幅度。

（5）调节幅度

1）定义。人眼所能产生的最大调节力称为调节幅度，为注视远点时与注视近点时的屈光力之差。人的年龄相同，调节幅度基本相同。

2）计算公式

$$调节幅度（D）=1/近点距离（m）-1/远点距离（m）$$

而远点距离的倒数即为非正视眼屈光不正度，故上述公式可改变为：

$$调节幅度 = 注视近点的屈光力 +（±屈光不正度）$$

设 A 为调节幅度，R 为注视远点时的屈光力，P 为注视近点时的屈光力，则：

$$A=P+(\pm R)$$

如已知调节幅度和屈光不正度，也可依上述公式求出其理论上的调节近点位置。

【例】正视眼，远点为无限远，测其近点为 10 cm，$P=100/10=10.00$（D），调节幅度 $A=10.00+(1/\infty)=10.00$（D）。

+2.00 D 远视眼，测其近点也为 10 cm，调节幅度 $A=10.00+(+2.00)=12.00$（D）。

【例】设 40 岁时调节幅度为 5.0 D，则：

正视眼：调节近点距离 $=1/5=0.2$（m）$=20$（cm）

−1.00 D 近视眼：$P=A-(\pm R)=5.0-(-1.0)=6.0$（D）

调节近点距离 $=1/P=1/6\approx 0.17$（m）$=17$（cm）

+1.00 D 远视眼：可用同法求出

调节近点距离 $=1/(5-1)=0.25$（m）$=25$（cm）

现将本例题中 40 岁年龄组的正视眼、−1.00 D 近视眼和 +1.00 D 远视眼的调节范围作一图示（见图 4-11）。

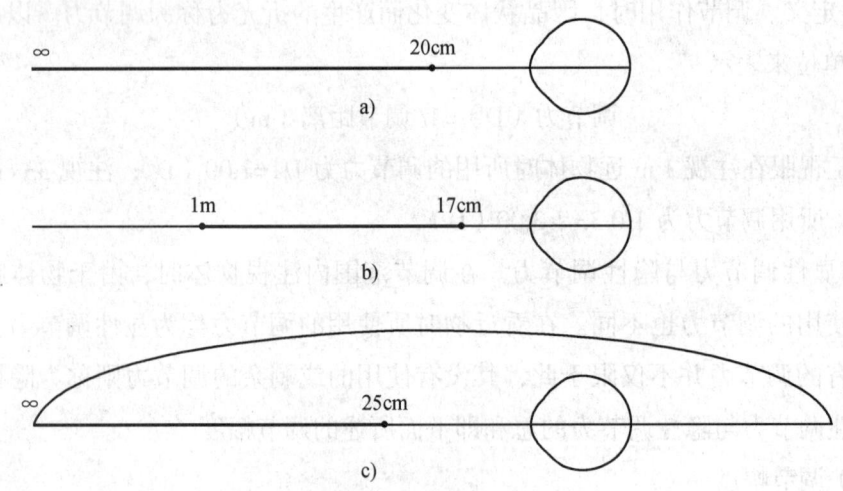

图 4-11　调节力为 5.00 D 眼的调节范围

a）正视眼　b）−1.00 D 近视眼　c）+1.00 D 远视眼

【例】一位 60 岁正视眼老者，调节幅度为 1.00 D，试求当其戴用 +2.50 D 花镜时，所能明视的范围。

解：戴用 +2.50 D 花镜后，如不动用调节力所能看清楚的最远处自然是仅靠花镜就能看清的最远处，即 2.50 的倒数，在眼前 40 cm。而最近点是在 +2.50 D 花镜基础上又动用了全部调节幅度后：

$$1/（2.50+1.00）=1/3.50≈0.286（m）=28.6（cm）$$

即眼前 28.6~40 cm 是该老者戴用 +2.50 D 花镜后清晰的近视觉范围。

通过本例题，应对调节范围的临床意义有更进一步的理解。该方法可用于老视验配程序的最后，测知其戴镜后近视觉的清晰范围，以确认是否满足该老者配镜的初衷。

【例】一位屈光不正患者，其调节幅度为 1.00 D，经戴用矫正镜后远视力达到 1.0，如配予下加光度 +2.50 D 的双焦镜，试问戴此镜后，哪段距离的物体看起来是清楚的？

解：屈光不正患者戴用矫正镜后远视力达到 1.0，表明从远用区看无限远的物体应为清晰；而从远用区视近的近点距离则依其调节幅度而定，调节幅度为 1.00 D，故为眼前 1 m。换言之，戴此双光镜后，从远用区看，其视物清晰范围是从眼前 1 m 至无限远。

而该患者戴镜后若从阅读区（近用区）视物，则亦如上题所证，其视近物的清晰范围在眼前 28.6~40 cm。

故总体来说，戴此双光镜的患者，眼前 1 m 至无限远和眼前 28.6~40 cm 为其视物清晰范围。

本例题从另一方面也反映出了双光镜常有中间距离视觉模糊的问题。

4. 调节与眼静态屈光状态的关系

如果年龄相同，不论其静态屈光状态，即不论正视眼或非正视眼，其调节幅度基本相同，但其调节范围、视物时使用的调节力却不相同。

（1）调节远点和调节近点不同，即调节范围不同。例如 20 岁时调节幅度均为 10.00 D，但静态屈光状态不同，其调节范围各不相同（见表 4-2）。

表 4-2　不同静态屈光状态时的调节范围（相同年龄）

项目	调节远点	调节近点	调节范围
正视眼	∞	10 cm	∞~10 cm
+2.00 D 远视眼	50 cm（眼后）	12.5 cm	眼后 50~12.5 cm
-2.00 D 近视眼	50 cm	8.3 cm	50~8.3 cm

（2）在注视相同距离物体时的显性调节力和隐性调节力也不同，如上例注视 33 cm 远的物体时的显性调节力和隐性调节力见表 4-3。

由此可见，在注视相同距离的物体时，远视眼要比正视眼使用更多的调节力，多用的调节力就等于其远视度数。而近视眼则少用调节力，少用的调节力为其近视度数。当然如果注视距离超过其远点，就会看不清该物体，当然也就不用调节力了。

表 4-3　不同静态屈光状态下，注视相同距离物体时的显性调节力与隐性调节力

项目	显性调节力	隐性调节力
正视眼	3 D	7 D
+2.00 D 远视眼	5 D	5 D
-2.00 D 近视眼	1 D	9 D

5. 调节功能异常

（1）调节不足

调节不足是临床上常见的调节功能异常，主要表现为调节幅度低于顾客年龄相应的最低值。如果测得数值比正常调节力低 2 D 或更多，则考虑为调节不足。检查发现有较大的调节滞后、低正相对性调节和低于正常年龄组的调节幅度。

老视顾客的表现与调节不足顾客一致，但老视顾客此时所具备的调节力与年龄是相符合的，所以不是调节不足。

调节幅度期望值为：

$$最低调节幅度期望值 = 15 - 0.25 \times 年龄$$

$$平均调节幅度期望值 = 18 - 0.30 \times 年龄$$

$$最高调节幅度期望值 = 25 - 0.4 \times 年龄$$

1）症状。视觉疲劳，近距离视物模糊，畏光流泪，并伴有一系列特异性全身症状如头痛、全身乏力等。

2）视功能检查。顾客对各种调节刺激（近距离和加负镜）的反应均下降。

①调节幅度下降。

②调节灵活度测试中，负镜片模糊像较难消除。

③正相对性调节低于正常值。

④融像性交叉柱镜测试中，正镜片度数高于正常值，表现为大的调节滞后。

⑤可能出现内隐斜。由于调节不足，顾客需动用更多的调节刺激补偿调节的不足，结果导致调节性集合的增加，甚至可出现内隐斜。

⑥可能出现外隐斜。由于调节不足、调节性集合降低，顾客可能出现外隐斜。

且由于调节幅度下降、调节性集合降低使集合近点远移，伴随集合不足的表现。

（2）调节过度

调节过度又称调节过强或调节痉挛。

1）症状。视远视近均模糊，如看黑板、看电视及驾驶。调节过度导致的视物模糊一般不稳定，一到晚上或长时间近距离阅读和工作后症状更明显。从视远转为视近或从视近转为视远时聚焦困难，稍作近距离阅读和工作后即感到眼胀、头痛、视觉疲劳，并伴有一系列特异性全身症状如头痛、全身乏力等。

2）视功能检查。任何需要调节放松的测试都可能有异常表现。

①调节幅度正常。

②单眼与双眼调节灵活度下降，特别是正镜片模糊像消除慢。

③负相对性调节正常或偏低。

④融像性交叉柱镜测试中，正镜片度数低于正常值，表现为调节超前。

⑤可能出现内隐斜，此时调节过度是主要原因。顾客对特定调节刺激产生调节过度，伴随着过度的调节性集合，视近时即产生内隐斜。

⑥可能表现为高度外隐斜，此时集合不足是主要因素。由于集合不足，顾客动用过度的调节性集合以代偿正融像性聚散功能，此时调节过度是继发因素。此类顾客因集合不足，可能出现外隐斜。

（3）调节灵活度不良

调节灵活度不良又称调节反应不良，尽管调节幅度正常，但顾客不能正常地刺激和放松调节。

1）症状。近距离视物后出现短时性近距和远距视力模糊，尤其在远近距离交替视物时更明显。

2）视功能检查。静态调节功能评价指标的调节幅度和调节滞后可能正常，但动态调节功能评价指标的调节灵活度下降，调节的放松和促发功能都不好，导致负相对性调节和正相对性调节可能偏低。

（4）调节不持久

调节不持久即顾客不能持久使用调节力，极易发生疲劳。当重复测量调节幅度时，首次可为正常，几次测量后会发现调节幅度下降。

1）症状。近距离阅读在初期时正常，持续一段时间后视力下降，看近模糊。

2）视功能检查。调节幅度、调节滞后和调节灵活度在检测初期均正常。重复测量后，调节幅度和调节灵活度下降，调节滞后增加，正相对性调节正常或偏低。

6. 老视眼

随着年龄的增长，眼调节能力逐渐下降，导致出现视近困难的现象，称为老视眼。

（1）年龄相关性调节变化

老视眼是一种生理现象，不是病理状态，更不属于屈光不正。其实质是人眼生理性调节机能的减弱或衰退，而年龄则是影响调节力的重要因素。由前述可知，调节是通过晶状体的塑形、变凸实现的。随着年龄的增长，晶状体所含的可溶性蛋白质逐渐转变为不溶性蛋白质，导致晶状体的黏性弹力慢慢丧失。另外，晶状体近赤道部上皮细胞不断形成新的纤维，不断向晶状体两侧添加新的皮质，并将旧的纤维不断压至中心核部，核不断扩大，这一终生进行的变化，导致晶状体日益坚实硬化。而包裹晶状体外表面的有弹性的透明薄膜即晶状体囊，其弹性也随年龄的增长而下降。

另外，巩膜弹性、睫状肌纤维的相应改变，都使调节变得困难。上述这些变化是人进入中年后几乎都会出现的现象，与人体其他器官组织逐渐老化一样，是不可避免的。

图 4–12 表示了调节力的大小与年龄相关。人在幼年时期如 10 岁时，调节力约为 14.0 D，近点为 7 cm。随着年龄的增长，调节力逐渐下降，近点远移。30 岁左右，调节力则已减至 7.0 D，近点移至 14 cm。待至 40 岁，调节力约为 4.5 D，近点则至 22 cm。若阅读距离为 33 cm，正视眼需用 3.0 D 调节，剩余的隐性调节力为 1.5 D，即尚余 1/3 调节储备，故还可勉强不出现视近困难。然而随着年龄的继续增长，调节力更加消退，若近距离工作或阅读，必感困难，即出现所谓的"老花"。

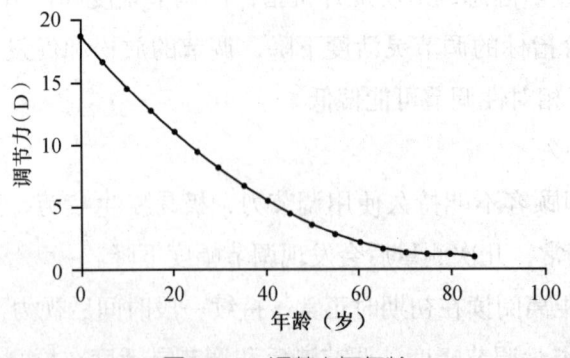

图 4–12　调节力与年龄

老视症状的出现并不仅仅取决于年龄，还与以下因素有关：

1）与眼屈光状态有关。即与眼是否有近视或远视等屈光不正有关，如远视者老视症状出现较早。

2）与个人的工作性质、生活习惯等有关。如钢琴师习惯于 60 cm 的工作距离，自觉症状出现就会比较迟。

3）与身体健康状况有关。如会导致晶状体营养不足、睫状肌变弱等的疾病（糖尿病、痛风等）可使老视提早出现。

（2）老视眼的临床表现

老视眼的发生是一个逐步的过程，其前期表现为看书虽能看清，但阅读时间稍久，再抬头看远处物体时会有模糊感，一段时间后方能恢复。这表明阅读时人眼的调节力量已全部用上，睫状肌处于紧张甚至痉挛状态，是步入老视眼前期的征兆。

老视眼的临床表现总结为以下几点：

1）视近困难。近视力下降，近距离视物模糊，看不清楚小字。喜欢将头后仰，并移远书或工作物，所需阅读距离随着年龄的增加而增加。

2）照明需求增加。喜欢在强照明下阅读或工作，因为足够的光线可以增加对比度，使瞳孔缩小，加大景深，减少像差，提高视力。

3）调节不能持久。因为调节机能的下降，视物不能持久。短时间近距离阅读或工作后困倦，有睡意。

4）远近视物交替不连续。长时间视近后看向远处目标时，会产生瞬间的模糊。

（3）老视眼的矫正原则

目前矫正老视眼仍须佩戴适合的凸透镜，替代已失去的调节力，使视物不会有朦胧感。老视镜可为单光眼镜、双光眼镜、渐变焦眼镜。下面简介其矫正原则。

老视眼的矫正必须以每个人的调节力为基础。在视近时，宜保留 1/3～1/2 的调节力，否则易引起视疲劳。即配老视镜时，必须要测知其调节幅度，必须保留该调节幅度值的 1/2。老视眼的验光必须在正视眼状态下进行，如有屈光不正，应先进行矫正。

询问配镜目的，以了解视近工作距离，计算调节需求。该值减去上述所测调节幅度值的 1/2，即依"一半调节幅度储备"的原则，初步确定其近用附加度数。在上述基础上再进行近用附加度数的精确调整，并确认其戴镜后近视觉的清晰范围。

老视眼也可通过接触镜及手术治疗矫正。

二、眼的集合作用

1. 集合的定义和类型

（1）定义

当视近物时，除调节作用外，双眼还必须同时向内转动，以使视轴能正对物体，物像准确落在双眼视网膜黄斑部，这种运动称为集合。

近反射三联运动，即调节、集合、瞳孔缩小，属反射性行为，集合为非自主性集合。

（2）类型

1）张力性集合。正常情况下，人类的休息眼位是眼球轻度外斜。当注视无限远距离目标时，必须用集合维持双眼视轴平行（或接近平行），这部分集合为张力性集合。屈光不正矫正后的水平位远距隐斜度即代表该集合量值。

2）调节性集合。人眼调节刺激引发，是调节、集合、瞳孔缩小三联运动而引起的集合成分。临床上以调节性集合与调节的比值即 AC/A 来进行测定。

3）融像性集合。融像性集合是保持物体双眼单视而产生的双眼向内或向外的运动，其生理光学刺激为视网膜视差。

4）近感性集合。近感性集合是由于心里感知近处的物体而引起的集合。临床上在使用诸如综合验光仪、同视机等仪器检测时，可观察到对物体的近距感知产生的集合作用。

2. 有关集合的基本概念

（1）集合远点、集合远点距离

1）集合远点。当注视无限远处的目标时，不需用集合，即集合静止时，两眼明视最远的一点，为集合远点。此时双眼视轴一直向前，成为两条平行线（或接近平行），集合远点在无限远处。

2）集合远点距离。由集合远点至两眼旋转中心连线的中点的距离为集合远点距离。

（2）集合近点、集合近点距离

1）集合近点。当集合作用达到最大限度（最紧张）时，物体再近时一眼放弃集合而突然转向外侧，形成复视，在放弃集合之前两眼能保持集合的最近点，称为集合近点。

2）集合近点距离。由集合近点至两眼旋转中心连线的中点的距离为集合近点距离，一般为 8~10 cm。

（3）集合范围

集合范围为集合远点与集合近点之间的距离。

（4）集合程度（集合幅度）

集合程度即集合能力，是双眼内转并保持融像的最大内转量，为集合近点集合力与集合远点集合力的差值。

（5）集合角

两眼视轴由无限远处转向眼前目标集中注视时，所形成的角为集合角。集合角可以用米角、棱镜度和圆周度来计量。

1）米角。若两眼注视眼前 1 m 距离处的一点，两眼视轴所成的集合角，称为 1 米角（MA）。米角为衡量集合角的单位。

由上可知，米角是注视物体至眼距离（米）的倒数，即米角（MA）=1/ 集合距离（m）。该距离是指注视物至两眼旋转中心连线的垂直距离。如图 4-13 所示，$\angle R_1CR_2$ 即为 1 MA，R_1、R_2 为左眼、右眼的回旋点。故注视 2 m 远的物体时，集合角为 0.5 MA；注视 33 cm 远的物体时，集合角为 3 MA。

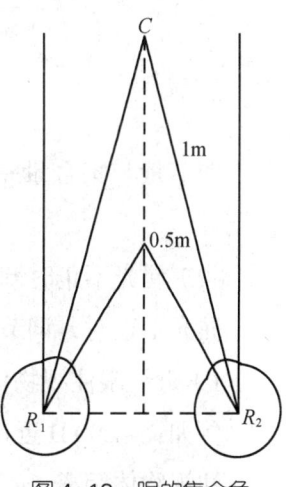

图 4-13 眼的集合角

2）棱镜度（△）。棱镜度为集合角的另一种表示法（见图 4-14），如瞳距为 60 mm 即 6 cm，视近距离为 33 cm，其集合角为 1/0.33≈3 MA，双眼集合量为 6×3=18$^\triangle$。集合角的真正大小随瞳孔距离改变而改变，故以棱镜度为单位衡量更为准确。

3）圆周度。集合角的圆周度计算公式为：

（两眼中心距 / 集合距离）×50+3°

3. 调节、集合与屈光状态的关系

（1）正视眼的调节与集合的关系

注视物体距离	1 m	50 cm	33 cm
调节力	1.00 D	2.00 D	3.00 D
集合力	1 MA	2 MA	3 MA

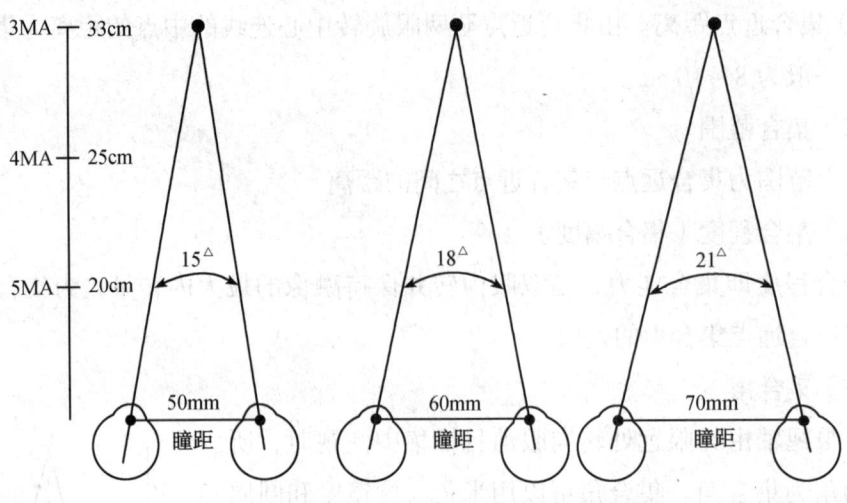

图4-14 以棱镜度表示集合角

调节量与集合量一致，这表明正视眼视近时调节与集合同步联动，两者关系协调。

（2）屈光不正时调节与集合的关系

屈光不正时，调节与集合两者处于不协调状态。

1）近视眼注视物体

例如：-1.00 D 近视眼

注视物体距离	1 m	50 cm	33 cm
调节力	0	1.00 D	2.00 D
集合力	1 MA	2 MA	3 MA

调节量小于集合量，调节与集合联动关系失调。

2）远视眼注视物体

例如：+1.00 D 远视眼

注视物体距离	1 m	50 cm	33 cm
调节力	2.00 D	3.00 D	4.00 D
集合力	1 MA	2 MA	3 MA

调节量大于集合量，调节与集合联动关系失调。

调节与集合具有一定程度的单独活动范围，在此范围内仍可维持正常功能，不会有不适感。但超过一定限度时就会引起不适，使得调节与集合两者间必择其一。由于获得清楚的物像要比维持双眼单视对学习及工作更为有利，遂维持调节放弃双眼单视，使一眼偏斜成为斜视。如远视眼常易发生内斜视，近视眼则易发生外斜视。

4. 集合功能异常

（1）集合不足

集合不足是最常见的聚散功能障碍类型，也是肌性视疲劳最常见的原因，人群中发生率为3%~5%。典型症状为近距离阅读或工作后，头疼和眼部不适，注意力不能集中等。集合不足严重者甚至会出现间歇的复视。

1）症状

①近距离阅读需求与实际用眼能力之间不协调。

②视近时重影、复视、模糊、聚焦困难，字体出现流动、跳动现象。

③眼部有牵拉、紧张感，眼球酸胀，眼周围痛。

④无法集中注意力，希望尽量避免近距离阅读。

2）视功能检查

①视远正位，视近外隐斜，或视远外隐斜，视近更高度外隐斜。

② AC/A 值低。

③集合近点远移。

④正融像性聚散检查（BO棱镜测定）结果都低下。

⑤负相对性调节低。

⑥调节滞后量减小或可变成调节超前。

⑦双眼调节灵活度下降。

⑧调节其他测量结果可正常。

（2）集合过度

1）症状。短时间阅读后出现眼部不适、头疼、视力模糊；眼部有紧张感、疲劳感、牵拉感；晚上额部疼痛；聚焦过度，有时甚至出现复视。为避免疲劳和复视的产生，集合过度者常喜欢闭眼，或在阅读时将书本放在很近的地方。

2）视功能检查

①视近时内隐斜远大于视远的眼位。

② AC/A 值高。

③集合近点变近，接近鼻尖。

④负融像性聚散检查（BI棱镜测定）结果都低下。

⑤正相对性调节低。

⑥双眼调节灵活度下降。

⑦调节滞后量增大。

（3）散开不足

散开不足者由于外展能力低下，通常在视远距离物体时出现症状。

1）症状。视远时重影、复视、模糊、头疼，出现驾驶障碍等。

2）视功能检查

①视远内隐斜，而视近时眼位则在正常范围；视远时内隐斜度数可大于视近的 $8^\triangle \sim 10^\triangle$。

②AC/A 值低。

③负融像性聚散的数值下降。

④正相对性调节低或正常。

（4）散开过度

1）症状。视远复视，视觉疲劳，有广场恐惧症，不喜欢参加群体活动。

2）视功能检查

①视远高度外隐斜，视近时眼位在正常范围。

②AC/A 值高。

③远距正相对性集合低。

④远距集散灵活度减弱，使用 BO 棱镜时明显。

⑤近距负相对性调节可不受影响。

（5）基本型外隐斜

基本型外隐斜以成人、青少年和近视眼患者居多。

1）症状。当近距离工作时，出现眼部紧张或头疼，长期抱怨视觉疲劳，视远视近模糊、复视。

2）视功能检查

①视远和视近外隐斜值大致相等。

②AC/A 值在正常范围内。

③远近距正相对性集合均减弱。

④加正镜至模糊的测量结果较低。

⑤集合近点后退。

⑥远近距集散灵活度均减弱，使用 BO 棱镜时明显。

⑦双眼调节灵活度：+2.00 D 镜片通过困难。

⑧BCC（调节滞后）结果：<+0.25 D

（6）基本型内隐斜

1）症状。视远或视近时偶尔会出现视力模糊或复视。阅读时间过久会出现头疼、眼胀等症状。

2）视功能检查

①视远和视近均内隐斜，且眼位基本相等。

②AC/A 值大致在正常范围内。

③远近距负相对性集合结果较低。

④加负镜至模糊的测量结果较低。

⑤远近距集散灵活度均减弱，使用 BI 棱镜时明显。

⑥双眼调节灵活度：–2.00 D 镜片通过困难，调节促发困难。

⑦BCC 结果：调节滞后大。

（7）融像性聚散功能障碍

1）症状。近距离阅读或工作后出现视疲劳或头疼，以及间歇性视觉模糊。近距离工作后有不舒适感，症状随时间加重，阅读理解力下降，注意力无法集中。晚上症状更明显，阅读速度减慢，眼睛干涩或流泪。

2）视功能检查

①视远和视近眼位在正常范围内，无显著的隐斜。

②AC/A 值正常。

③远近距正融像性聚散和负融像性聚散数据都低下：正负相对性集合均减弱，低于正常值；正负相对性调节均减弱；集散灵活度均减弱。

④单眼调节灵活度正常；双眼调节灵活度下降，±2.00 D 镜片均通过困难。

⑤调节幅度和调节滞后正常。

培训项目 3

屈光不正

一、概述

1. 正视和正视眼临床标准

当眼调节静止时,来自 5 m 以外的平行光线经过眼屈光系统屈折后,恰聚焦于视网膜黄斑中心凹,这种屈光状态称为正视。人眼的正视状态有一个屈光生理值范畴,目前认为 $-0.25\ D \sim +0.50\ D$ 为人眼正视眼临床标准。

2. 屈光不正(非正视眼)

当眼调节静止时,来自 5 m 以外的平行光线经过眼屈光系统屈折后,若不能聚焦于视网膜黄斑中心凹,远处景物将不能形成清晰像,于是"看"不清楚,称为非正视眼或屈光不正。

3. 影响屈光不正的因素

(1)正视化现象

新生儿眼球都比较小,其前后径约为 17.3 mm,从轴长来看,婴幼儿几乎都为远视。随着年龄的增长,眼球逐渐发育,前后径逐渐增长,远视度数逐渐减小,人眼屈光状态渐呈现正视,这一过程即所谓的正视化现象。该过程大约在青春期完成。主动的正视化是眼自身结构、角膜、晶状体、睫状肌和脉络膜的张力作用,以及视网膜的神经机制共同参与的结果。

(2)眼的屈光状态

眼的屈光状态取决于眼轴长度和眼屈光系统中屈光介质的屈光力,尤为重要的是它们之间的相互关系,即彼此是否能协调、平衡、匹配。据统计,正视眼的眼轴长度和角膜、晶状体屈光力的数值均有较广的变化范围,说明只要配合适当可仍为正视。例如眼轴增长,而角膜和晶状体表面弯曲度相应较平,即角膜和晶状体的曲率变化对轴长的代偿作用使各屈光成分比例适当,则仍为正视。

（3）引起屈光不正的主要原因

1）眼屈光系统中各成分的位置异常，如眼球前后径太短或太长、晶状体向前或向后移位。

2）屈光成分表面曲率半径异常，如角膜、晶状体弯曲度太小、太大或不规则。

3）屈光系统中各成分的倾斜，如晶状体倾斜。

4）屈光系统中各成分屈光指数异常。

5）屈光系统中成分的短缺，如无晶状体。

二、远视眼

1. 远视眼的成因

远视眼的成因为眼轴长度和眼屈光系统中屈光介质的屈光力不能适当匹配，或眼轴短，或屈光力弱，或二者兼而有之。由于眼球前后轴较短所致的轴性远视最为多见，这与眼球的发育有关。婴幼儿几乎都为远视，但为生理性，随着年龄增长，眼球逐渐发育，至成年完成正视化进程。在此期间如由于内因（遗传）或外因（环境）影响，眼球发育不全导致眼轴较短，即形成轴性远视。

屈光成分的屈光力弱所致的屈光性远视，其成因可为屈光成分表面曲率过小或屈光介质的屈光指数降低。

2. 远视眼的屈光

如图 4-15 所示，当眼调节静止时，平行光线经眼屈折后聚焦于视网膜后，故外界物体在视网膜上不能成一清晰物像。由视网膜反射出来的光线（如检影时，视网膜即起着反射镜面的作用），出眼后就必然是散开的，在眼前不能相交。将此散开光线反向延长，势必在眼后聚焦于一点，该点即远视眼的远点，是虚性的。

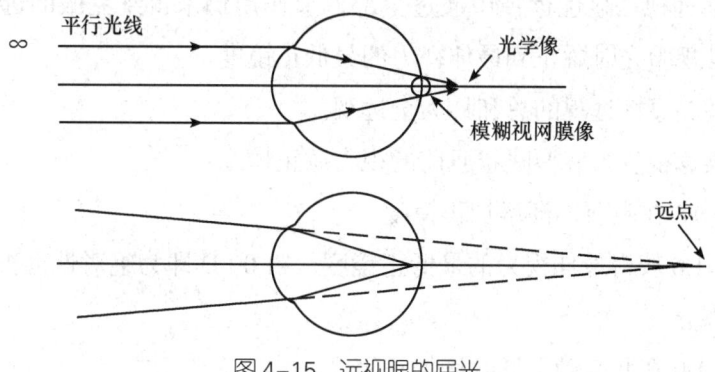

图 4-15 远视眼的屈光

3. 远视眼的分类

（1）依屈光成分分类（或依成因分类）

1）轴性远视。眼轴过短，此为最常见的一种。实际上，短眼球是人类正常发育过程中的一个阶段。若发育不全，眼轴每缩短 1 mm，约有 +3.00 D 屈光力的减弱，即 +3.00 D 远视。

2）曲率性远视。眼轴长度正常，但角膜、晶状体弯曲度减弱。

3）屈光指数性远视。为角膜或晶状体屈光指数低所致。

（2）依远视度数分类

1）低度远视：0.00 ~ +3.00 DS。

2）中度远视：+3.00 ~ +5.00 DS。

3）高度远视：>+5.00 DS。

（3）依调节状态分类

远视眼看外界任何物体都要动用调节，故调节与远视眼密切地联系在一起。依照调节对远视眼的影响，远视可分为：

1）隐性远视。正常情况下，睫状肌具有一定程度的张力，只要晶状体弹性尚未减弱，此张力就可使晶状体的部分弹性起作用，从而代偿部分远视度。即这部分远视为调节所掩盖，故该远视度在未进行睫状肌麻痹的验光（常规验光）中难以发现，称为隐性远视。

2）显性远视。未被睫状肌生理张力所代偿的远视称为显性远视。显性远视等于常规验光时矫正到最佳视力的最高正镜度。其又包括能动性远视和绝对性远视。

①能动性远视。显性远视中可通过全部调节作用得到克服的远视称为能动性远视。

②绝对性远视。显性远视中通过全部调节作用仍未得到克服的远视称为绝对性远视，即常规验光时矫正到最佳视力的最低正镜度。

隐性远视和显性远视的总和称为全远视。

例如，某远视者未麻痹睫状肌前的视力矫正情况：

+0.50 D=0.8 在眼前逐渐增加正镜度。

+1.00 D=1.0 获得最佳视力的最低正镜度，+1.00 D 即为绝对性远视，是用调节不能代偿的部分。

+1.50 D=1.0 在此基础上继续增加正镜度。

+2.50 D=1.0 获得最佳视力的最高正镜度，+2.50 D 即为显性远视。

+3.00 D=0.8

能动性远视为矫正到最佳视力的最高与最低正镜度差，即 +2.50 D−(+1.00 D)= +1.50 D，+1.50 D 是其运用调节所能克服的远视。

当该患者用阿托品麻痹睫状肌后：

+2.50 D=0.8

+3.00 D=1.0 全远视

+4.00 D=0.8

隐性远视 =+3.00 D−(+2.50 D)=0.50 D

在此例中经麻痹睫状肌后，+2.50 D 的矫正视力降至 0.8，镜片要加到 +3.00 D 才能把视力提高到 1.0，这增加的 +0.50 D 即是被睫状肌张力所代偿的远视度，即隐性远视。换言之，+3.00 D 就是全远视，其与显性远视之差便是隐性远视。

远视眼其隐性远视和显性远视的比例会变化。随着年龄增长，隐性远视程度会渐减，显性远视程度则渐增。一般来说，6~15 岁隐性远视约占全远视的 2/3，16~25 岁约占 1/2，而至 45 岁时全远视几乎全部变为显性远视。

4. 远视眼的临床表现

（1）视力减退

视力减退的程度依远视度和年龄（调节力）而定。轻度远视眼在年龄小（调节力强）时，可通过强力调节，矫正屈光力不足，故远视力可正常（此时隐性远视所占比例大）。随着年龄增长，调节力减弱，远视眼的远近视力均可出现不同程度的降低（隐性远视程度渐减，显性远视程度渐增）。

（2）视疲劳

因远视眼无论看远或看近物体均需调节，故视近物时常会出现视力模糊、眼胀、眼睑沉重、眼内疼痛或额部疼痛等视疲劳症状。调节长期处于紧张状态还能引起调节痉挛，而呈现假性近视。

（3）内斜视

远视眼视物时所需调节较正视者大，基于调节与集合的紧密相关，调节过强往往伴随集合的兴奋加强，久之呈现内斜视状态。

（4）眼底变化

一般远视者眼底多无异常，但中度以上远视者，常出现视乳头变化症状，如视乳头边界不清、充血、肿胀等，又称为假性视神经炎。

5. 远视眼的矫正

配用凸球面透镜是矫正远视眼最常用的方法。由于远视眼与调节密切关联，一些远视眼的青少年其远视度可为调节作用所代偿，视力仍可正常，也不会出现任何症状，所以并不是所有远视者都要戴眼镜，应根据年龄、远近视力情况、远视程度、视疲劳症状及眼位等多种因素综合考虑而定。

另外，对各种并发症症候出现与否、精神、体质、营养等因素也应考虑，特别要注意防止远视诱发的弱视或内斜视。而对伴有调节性内斜视的远视眼患者，其配镜矫治在技师级别的相应培训项目中有阐述。

接触镜也是矫治远视眼的成熟方法。远视眼的屈光性手术包括角膜手术和晶状体手术等，其矫正度数的上限控制在 +6.00 D。

三、近视眼

1. 近视眼的患病率

近视眼作为世界范围内最常见的眼部疾病之一，是全球关注的公共卫生问题。近视眼的患病率在不同国家和地区、不同种族间存在较大的差异。以 15～20 岁人群为研究对象的抽样调查资料显示：高发地区集中在以黄种人为主、学生课业负担较重的国家和地区，如中国、日本、新加坡、马来西亚等；以黑种人为主的发展中国家近视眼的患病率很低；以白种人为主的西方发达国家近视眼的患病率居中。根据国家卫生健康委员会发布的数据，目前我国小学生、初中生、高中生的近视眼患病率分别为 36%、71.6%、81%。

随着现代科学技术的发展及视觉环境的改变，我国近视眼患病率在增高，发病年龄在提前，而且发生后呈现进展趋势，特别是近视眼引起的并发症正严重影响和威胁着视觉健康及生存质量。世界卫生组织已将近视眼的防治列入全球防盲计划，我国近视眼的防治工作更是任重而道远。

2. 近视眼的成因

近视眼的成因一直重在遗传因素与环境因素的研究。对于上述因素引起的近视眼发生机制，近年在基因定位、生物化学及近视眼动物模型的超微观研究方面已取得一些新的进展。现代的研究结果使传统的睫状肌痉挛、过度调节致晶状体曲率明显增加的调节学说受到质疑。其他如眼内肌功能不全说、眼外肌说、眼压增高说、巩膜营养说等各种学说众说纷纭。不过近视眼的发生主要受遗传与环境两个因素影响，仍是普遍接受的观点。

（1）遗传因素

遗传是生物的基本特征之一，人类体细胞有23对同源染色体组成的46条染色体。一对同源染色体中所携带基因的排列顺序是相同的，分别来自父亲和母亲。这23对染色体中，22对为常染色体，1对为性染色体。基因是遗传的基本单位，分为显性与隐性两种。

近视眼是一类和遗传有关的眼病，这可从不同种族和不同家族之间发病情况的对比研究中找到证据。

1）种族因素。不同国家、不同种族人群中的近视眼患病率差别很大。如日本及我国近视眼患病率较高，黑种人近视眼患病率较低，而且并不因所居住地区的改变而改变。

2）家族因素。临床早已观察到单卵双生子的病理性近视，其屈光差异极小，与双卵双生子对照有显著性差异。目前，通过对病理性近视眼家族的分子生物学研究，已发现与病理性近视眼有关的基因位点，并发现了控制眼球生长的基因位点。这些均反映了遗传因素在病理性近视眼病因学上的重要作用。

现一般认为单纯性近视眼属多因子遗传，大多数病理性近视眼为常染色体隐性遗传，少数病理性近视眼为常染色体显性遗传，并均受环境因素影响。

（2）环境因素

环境因素对近视眼的发生和发展有着重要的作用。所谓环境因素是指在发育过程中的视觉信息环境，如视近负荷、作业距离、用眼时间、照明条件、光污染、视觉环境的改变等。动物实验及流行病学资料都已证实，长期紧张的视近作业与近视眼的发生密切相关。需要指出的是，近年来的研究结果证明，引起视觉变化的因素主要有视觉剥夺和光学离焦，调节并不是近视眼形成的直接原因，可能是参与其形成的危险因素。

对于遗传和环境因素与近视眼的关系，有学者曾做出下述说明，至今仍具有参考意义。遗传因素及植物神经系统功能状况为内因，是近视眼发生和发展过程中的生物学前提；环境因素是外因，决定了近视眼发生的现实性。学生时期的近视眼，主要是由于长期视近作业，并通过遗传因素作用而形成的。

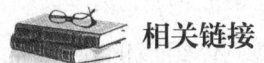 **相关链接**

调节学说

调节学说是近视眼病因研究中最古老的学说,该学说认为由于长时间视近作业,睫状肌持续收缩,引起痉挛,过度调节致晶状体曲率明显增加,且调节和集合使眼内肌及眼外肌施压于巩膜,导致眼球前后径增加而诱发近视眼。但现代的研究结果使这一传统的学说受到质疑。

如在动物实验中,切断年幼动物调节反射通路,进行诱发近视眼实验,动物依然发生近视眼,而该近视也能被阿托品控制。此外,实验研究表明,阿托品对人眼的作用不是通过睫状肌上的 N 受体缓解睫状肌紧张,放松调节完成的;而是通过视网膜上的 M_1 受体调节巩膜生长实现的。这些都说明调节可能并不是近视眼形成的直接原因,而是参与其形成的危险因素。

形觉剥夺

在近视眼课题研究中,动物实验无疑是最好的方法。通过多种方法将动物眼制成人工近视模型,以探索其发生机制及治疗方法。近视眼的实验性研究主要是选用鸡、兔、鼠、犬及灵长类动物等。通过对动物的眼进行眼睑缝合、遮盖,或用不同透明度的遮挡物,制造人为的视觉障碍,便形成形觉剥夺。据研究,形觉剥夺可引起视网膜神经递质(负责神经冲动传递的一种化学物质)水平的改变,而使玻璃体腔伸长,巩膜扩张,诱发近视眼。不仅近视眼的发生与形觉剥夺有关,近视眼的近视程度也与形觉剥夺的程度相关。

眼科临床常见的先天性或早年发生的白内障、眼睑下垂、角膜混浊及眼部血管瘤等患者,当所有的注视距离都发生形觉剥夺,可出现弱视,也可能导致轴性近视眼。视觉空间的限制,实际上也具有形觉剥夺的作用。

光学离焦现象

动物实验研究发现，实验时如给发育中的小鸡戴上凹透镜，使其视网膜像聚焦在视网膜后，即其成像平面移到视网膜后，形成了远视性离焦，视网膜形成朦像（视网膜离焦），朦像使视网膜神经递质的水平改变，引起小鸡眼轴增长，直到视网膜平面与离焦像平面重合，即导致了近视的发生与进展。该实验说明视网膜像质与近视眼进展密切相关。

随着形觉剥夺和光学离焦诱发实验性近视眼研究的深入，人们对近视眼的发生机制产生了新的推测：在视近时，人眼调节虽使视网膜黄斑部获得清晰影像，但视网膜周边部却是朦像状态，且调节作用越强，周边视野分辨率就越低。有学者认为这无异于遮盖周边视野，使之发生相对形觉剥夺，使玻璃体腔伸长，巩膜扩张，从而导致近视的发展。如上所述，调节可能不是近视眼形成的直接原因，但却是参与其形成的重要危险因素。

3. 近视眼的屈光

当眼调节静止时，平行光线经眼屈折后聚焦于视网膜前，然后呈散开状在视网膜上形成一弥散圆，故外界物体于视网膜上不能成一清晰物像。若由视网膜反射出来的光线，出眼后必然是集合光线，其焦点位于眼前有限距离，此即近视眼的远点（见图4-16）。

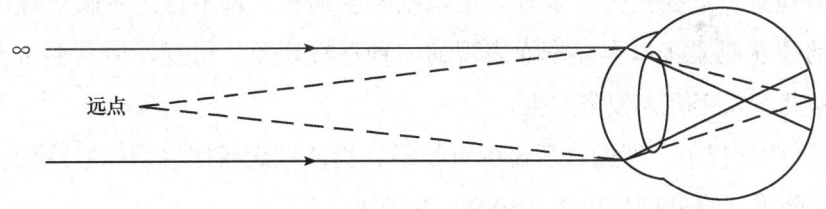

图4-16　近视眼的屈光

4. 近视眼的分类

近视眼有多种分类方法，存在很多差异，尚难统一。现依我国近视眼防治专家的意见，介绍下述四种分类方法。

（1）依近视度数分类

1）低度近视：0.00 ~ -3.00 DS。

2）中度近视：–3.00 ~ –6.00 DS。

3）高度近视：>–6.00 DS。

（2）依屈光成分分类

1）轴性近视。指眼球前后轴过长的一类近视，而眼其他屈光成分基本正常。

2）曲率性近视。由于角膜前表面或晶状体表面弯曲度增加所引起的近视。

3）屈光指数性近视。屈光介质的屈光指数增高（如糖尿病患者）致使屈光力增强所引起的近视。

（3）依病程进展和病理变化分类

1）单纯性近视眼。在明显外因（环境）作用下，并在一定内因基础上（但也可没有明显的遗传因素），在青少年发育期逐步形成的近视眼。单纯性近视眼发展较慢，生长发育期后相对静止，屈光度常在 –6.00 D 以下，可用镜片矫正到正常视力。

2）病理性近视眼。病理性近视眼以遗传因素为主，环境因素次之，是常染色体隐性遗传病。发病一般自幼年开始，近视程度不断加重，有明显进行性趋势，平均每年增加 1.00 D 以上。近视屈光度为高度，矫正视力往往低于正常。眼轴明显加长，早期伴有眼部组织一系列变性的病理改变，如脉络膜、视网膜变性萎缩，玻璃体变性液化等，并易发生视网膜脱离、白内障等并发症。

（4）依是否有调节因素参与分类

1）调节性近视眼（假性近视）。是指在常态调节情况下，远视力降低，近视力正常，检查为近视性屈光不正，用凹透镜矫正可达正常视力。当使用睫状肌麻痹药物后检查，近视消失，呈现为正视或轻度远视。调节性近视眼是视近负荷超常引起的睫状肌紧张以至痉挛而表现的一种近视现象，可逆。但其本质不是近视眼，通常儿童及年轻人较常发生。

2）真性近视眼。即通常所说的近视眼，指使用睫状肌麻痹药物后检查，近视屈光度未降低或降低度数小于 0.50 D，不可逆。

3）混合性近视眼（中间性近视眼）。指使用睫状肌麻痹药物后检查，近视屈光度降低大于或等于 0.50 D，但并未完全消失，即为有调节因素参与的近视眼。

5. 单纯性近视眼的临床表现

（1）远视力降低

远视力降低是近视眼最突出的临床表现，降低程度与近视程度相关，而近视力多为正常。

（2）视疲劳

在从事近距离工作时可出现头疼及眼疲劳等症状，这是因为近视眼在视近时少用或不需用调节，但仍需集合以维持双眼单视，故调节与集合功能不协调，遂引起肌性视疲劳。

（3）眼位

调节与集合功能不协调具有一定的限度，超过时就会引起相当的不适，甚至可能放弃一眼的集合作用，使一眼偏向颞侧，故近视眼易发生外隐斜。

（4）眼底

单纯性近视眼一般不会出现眼底变化，有的眼底可呈现豹纹状或轻度玻璃体混浊，但矫正视力可达正常。

6. 近视眼的矫正

对于首次进行屈光检查的人员，年龄小于10岁的儿童或调节力较强、调节波动明显、有可疑调节痉挛的被检查者，建议进行睫状肌麻痹后验光，从而准确了解其屈光状态。

佩戴框架眼镜或接触镜，仍是目前近视眼主要的矫正方法。

（1）框架眼镜

在我国，框架眼镜因安全、简便、经济，应用非常普遍。过去使用欠矫的传统处方原则配镜，最新研究显示，如此配镜实际上会加重近视，动物实验及临床实践均已证实。而上述形觉剥夺和光学离焦导致近视的发展说明视网膜像质与近视眼进展密切相关。所以，近视足矫是解决视网膜成像质量的最好手段，换言之，使视网膜获得清晰的像，是对近视控制的最有效办法。

（2）接触镜

接触镜较框架眼镜减小了像放大率，视野较广阔，且无普通眼镜笨重及棱镜效应的缺点，尤其适合度数较高和屈光参差较大的近视眼患者。

（3）角膜塑形镜

角膜塑形镜是使用特殊设计的系列接触镜。通过压迫、镜片移动的按摩及泪液的液压作用，逐步改变角膜表面弯曲度，进而使眼睛的近视和散光得以下降或消除，这是一种非手术可逆性治疗近视的方法。

其理想的屈光矫正范围在 $-4.00 \sim -0.50$ D，角膜性散光小于 1.50 D，且为顺规性。虽然有合并症及异常现象产生的可能，但有各种医疗技术和临床经验作为支撑，仍不失为一种安全有效的视力矫正方法。

（4）屈光性手术

屈光性手术主要是通过手术方式改变眼的屈光状态，较多施用于角膜和晶状体。由于科学技术及计算机的飞速发展，屈光手术的精确性、可预测性及安全性有了很大的进步。目前我国准分子激光角膜屈光手术效果已获临床肯定，准分子激光近视矫正术主要有准分子激光角膜切削术、准分子激光原位角膜磨镶术等。

准分子激光是一种波长为 193 nm 的特殊气体激光。1975 年，科学家发现准分子激光具有光子能量高、穿透力极微弱和光束能量分布均一的特点，这为准确地切削组织提供了可能。换言之，准分子激光可对角膜组织进行精确切削，而对角膜穿透力小、热效应低，故为矫正近视和散光提供了广阔的空间。准分子激光原位角膜磨镶术技术已经较为成熟，成为当前屈光手术的主流方法，但也还有过矫、欠矫、不规则散光及感染等并发症，要正确认识，全面权衡，慎重对待。

屈光性手术还包括眼内屈光手术，该类手术是指在患者眼内增加一片人工晶体或替换原来的晶状体，从而改变全眼的屈光状态，达到治疗近视的目的。

7. 近视眼的预防

近视的原因虽未尽悉，但在眼保健方面可以采用以下方法，以减少近视发生的诱因，或防止近视的恶化。

（1）因近视与家族性遗传有关，故对两性高度近视者的婚配应予考虑。

（2）要做好从母亲怀孕期、围产期到孩子出生，再到学龄前期、生长发育期的整个近视眼好发期的视力保健，及时治疗眼及全身性疾病。

（3）针对近视眼发病的环境因素，注意以下事项：

1）建立良好的读写环境。须有合理采光及充分照明，灯光须在左上侧方照射并避免一切暗影。课桌椅子要符合人体生理高度。印刷品颜色必须鲜明，字体大小适度。

2）养成良好的读写习惯。阅读时，要使书本与眼距离在 30 cm 以上，头部宜稍向前倾，不可过于俯视，以免发生头部及眼部淤血。躯干宜取正坐姿势。避免卧床或走路中阅读。

3）控制视近作业时间。包括看电视、电脑、游戏机等，50 min 后必须休息，勿使眼睛疲劳，同时宜远眺 10 min，松弛眼肌的紧张。

4）注意饮食营养素的摄取，并进行规律性的户外运动。

5）近年来研究发现，增加户外活动时间对预防近视眼有重要作用，推荐儿童每天的户外活动时间大于 2 h。但是，太阳直射光线对眼球有害，故必须防止阳光直射。在伞下太阳光强度减弱，比较安全且无害。

（4）预防近视眼并发症，如弱视、黄斑变性、视网膜脱离及青光眼等。须知近视眼致盲的主要原因就是并发症，应作为重点防治。

（5）要定期进行视力检查，要重视眼部早期出现的任何异常现象，及时诊治。

四、散光眼

1. 散光眼的成因

（1）曲率原因

眼屈光系统各屈光面如角膜、晶状体弯曲度的不均一，可导致散光。散光最常发生在角膜，由于角膜前表面各子午线曲率不同，以致产生不均等的屈光。

在生理上，角膜垂直子午线弯曲度常比水平子午线弯曲度大（与眼睑经常压迫有关），故其屈光力也较水平子午线更强，相差值约为 0.25 D，这种散光为生理性散光，不影响视力，伴随年龄增长可有轻度增长倾向。获得性散光是由影响角膜曲率的病变诱发引起，如圆锥角膜、角膜炎等，或由眼手术导致，多为不规则散光。

（2）屈光指数原因

通常由于晶状体不同部位屈光指数的少许差异导致散光，程度轻微，方向一般与角膜散光的方向相反，常为角膜的微量生理散光所平衡。白内障时所致散光症状明显。

（3）屈光系统成分位置偏斜原因

晶状体位置偏斜、外伤引起晶状体脱位等都可导致散光。

2. 散光眼的屈光

图 4-17 所示为规则散光眼的屈光状态 Sturm 光锥（史氏光锥）。其垂直子午线曲率较水平子午线曲率大，当眼调节静止时，平行光线经眼屈折后，因屈光系统各子午线屈光力不同，引起不同的聚散度，故不能在视网膜上聚成焦点，而是在不同距离处形成两条焦线。

由图中不难看出，光线通过角膜垂直向的强子午线先聚焦为水平焦线，而通过水平向的弱子午线后聚焦为垂直焦线。在两焦线间为一系列椭圆形光学切面，其中最小的正圆形为最小弥散圆。

两焦线间隙为焦间距，其长度代表散光程度。上述规则散光眼的整个光学路径，形态似一圆锥，称为史氏光锥。

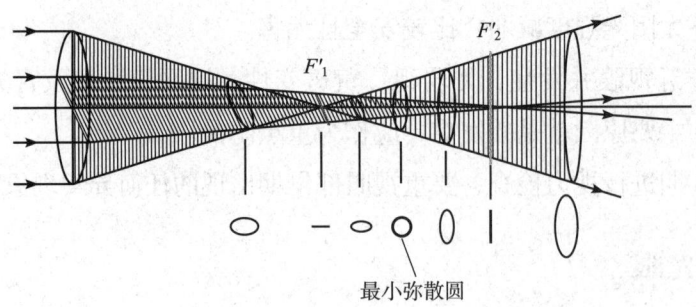

图 4-17 规则散光眼的屈光状态 Sturm 光锥（史氏光锥）

3. 散光眼的分类

（1）规则散光

两个主子午线（即屈光力最大的与屈光力最小的子午线）互相直交，可用镜片矫正的散光，称为规则散光。

规则散光有多种分类方法，现介绍下述三种。

1）依强主子午线方向分类

①顺规散光。强主子午线位于垂直方向（±30°），即近视散光轴位在 180°±30°，远视散光轴位在 90°±30°。

②逆规散光。强主子午线位于水平方向（±30°），即近视散光轴位在 90°±30°，远视散光轴位在 180°±30°。

③斜向散光。强主子午线位于斜位方向，即 30°~60° 或 120°~150°。

2）依屈光状态分类。规则散光依屈光状态分类如图 4-18 所示。

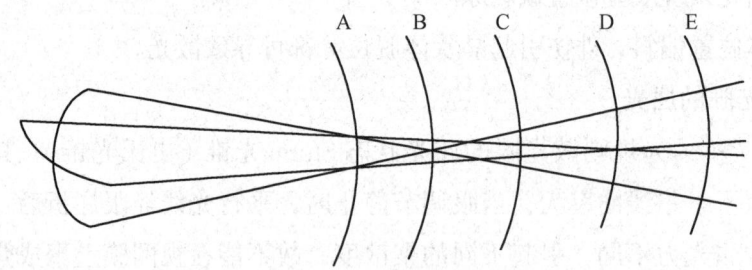

图 4-18 规则散光依屈光状态分类（顺规散光）
A—复性远视散光　B—单纯远视性散光　C—混合性散光　D—单纯近视性散光　E—复性近视散光

①单纯散光。一主子午线呈正视，另一主子午线呈近视或远视。呈近视者，为单纯近视性散光；呈远视者，为单纯远视性散光。

②复性散光。两主子午线均呈近视或远视，仅程度不同。若全为近视者，为复性近视散光；全为远视者，为复性远视散光。

③混合性散光。一主子午线呈近视,另一主子午线呈远视。

3)依两眼散光轴位分类

①对称性散光。两眼散光轴位同在90°或180°,或两眼散光轴位角度之和为180°。

②非对称性散光。两眼散光轴位角度之和大于或小于180°。

③同轴性散光。两眼散光轴位相同,如同为60°。

④异轴性散光。一眼散光轴位为顺规散光,另一眼散光轴位为逆规散光。如复性近视散光,一眼散光轴位为180°,另一眼散光轴位为90°。

(2)不规则散光

不规则散光是指散光眼屈光面(主要为角膜)各子午线屈光力不同,均无一定规则。即使为同一子午线,因其扭曲不正,折射率又不一,其屈光力也不同。多由角膜病变瘢痕遗留致表面凹凸不平而引起。

故该类散光不能用圆柱透镜矫正(采用隐形眼镜可获视力矫正),可试用硬性透气性接触镜。

4. 散光眼的临床表现

(1)视力下降

散光眼由于不能将外界物体在视网膜上聚焦,故势必造成视力下降。只有轻度生理性散光,不影响视力。其对视力的影响与散光类型相关,如逆规散光较顺规散光明显。

(2)视疲劳

因物体不能在视网膜上聚焦,散光眼患者无论视远物、视近物,均感到模糊不清,故患者常有把眼睑半闭眯成缝隙的习惯。虽然调节不可能同时补偿不同子午线的不同屈光状态,但可以使视网膜接近最小弥散圆,从而看物能稍清晰,故患者总企图通过调节克服视物模糊,导致调节性视疲劳、头部重压感、眼胀、流泪等症状的出现。症状的轻重不一定和散光程度成正比。

(3)弱视

高度散光,特别是远视散光的患者,因其看远看近都不清楚,黄斑不能得到清晰的形觉影像刺激,发育障碍导致弱视。

五、屈光参差

屈光参差是指两眼屈光状态在性质与(或)程度上互有差异的情况。一般认为两眼屈光状态完全相同者甚少，有轻度差异是极普遍的现象。

通常将两眼屈光度相差球镜度≤1.50 D 或柱镜度≤1.00 D 的称为生理性屈光参差；而将两眼屈光度相差球镜度 >1.50 D 或柱镜度 >1.00 D 的称为病理性屈光参差。

至于两眼散光轴位差异的屈光参差，因其如何界定尚无统一意见，在此暂不述及。

1. 屈光参差的成因

屈光参差的成因多属先天性异常。在人眼发育过程中，眼轴长度在逐渐增加，伴随角膜和晶状体逐渐扁平，故远视的度数在不断减轻，人眼屈光状态应逐渐呈现正视，即所谓正视化现象。但若在多种因素作用下，或由于发育不良（或不足）而停留于远视阶段，或并不终止于正视，继续发展为近视眼，两眼在这一过程中的发展进度不同，就可能引起屈光参差。

除上述发育因素外，后天原因诸如眼外伤、角膜病变、白内障及眼部手术等均可造成屈光参差。

2. 屈光参差的临床表现

（1）双眼视功能障碍

轻度屈光参差者，多属生理性，双眼仍能共同完成双眼视觉，无显著症状出现。理论上，屈光度每相差 0.25 D，物像大小就要相差 0.5%。如两眼视网膜物像大小相差超过 5%，就会发生双眼融像困难，故 2.50 D 是两眼屈光参差最大耐受度，当然人的耐受程度存在个体差异。患者经常会出现眼睛疲劳、头疼、眩晕、复视等视疲劳症状。

（2）呈现交替视

此临床表现多为一眼正视或轻度远视，另一眼近视。当视远距离物体时，以正视或远视眼视之；视近距离物体时，则用近视眼视之。如此互相交替，很少用调节，因而极少出现视疲劳症状。

（3）单眼视

若两眼屈光参差很大，视物只用视力较好的眼，成为单眼视，另一眼则被抑制废用，进而产生废用性弱视、废用性斜视及左右颜面不对称等症状。

（4）斜视

屈光参差本身不会引起斜视，大多数是由于屈光参差性弱视而导致废用性斜视。

3. 屈光参差的矫正原则

根据融像理论，两眼屈光参差配镜度相差不能超过 2.00 D。但临床实践证明，有的病例两眼融像力很强，即使两眼配镜度数相差 4.00～5.00 D 仍能适应，不产生任何症状，且可得到较好的立体感。可见对眼镜矫正的适应能力有很大个体差异，尤其与年龄有关。

（1）对 12 岁以下儿童屈光参差者

应尽早发现，尽早全部矫正。尤其注意矫正远视性屈光参差，是防治屈光参差性弱视的关键。如上所述，屈光参差超过 2.50 D，两眼视网膜像难以发生融合，大脑中枢遂将屈光度高的眼所形成的模糊视网膜影像加以抑制，致使该眼长期被抑制废用，遂成弱视。

儿童双眼视力仍在发育，所以即使低度屈光参差也能导致弱视。又由于外观上并无斜视，常会因未被重视而致漏诊。故屈光参差发生的年龄越小，弱视程度就越深。因此，儿童屈光参差最迟应在 6 岁前得到合理矫正。儿童调节力、适应性强，故配镜时应积极进行全部矫正。

接触镜则适于高度屈光参差患儿。由于接触镜降低了视网膜像大小的差异，是高度屈光参差理想的矫正方法。只是要考虑儿童对接触镜的依从性，因其佩戴需一定的技术和良好的卫生习惯。

（2）对成年人屈光参差者

倘无自觉症状，视物又无困难，仍保持双眼视者可不必配镜矫治。

屈光参差者经检查为交替视力，如一眼正视或轻度远视，用于视远；另一眼近视，用于视近。患者虽无精确立体视觉，但未有任何不便，也无配镜要求，可不必配镜。

如有视力模糊、视疲劳现象等则需配镜矫正。两眼屈光度相差 3.0 D 以下全部矫正，通常可获得正常或接近正常的立体视觉，应长期戴用。戴镜初期会有不适感，试戴数周可习惯。仍不能适应者，则酌情减低高度屈光不正眼的矫正镜度。屈光不正度较高的眼，如视力能矫正到 0.5 以上，且无明显斜视者，可试配接触镜。

（3）对老年人屈光参差者

至于老年人，若予以全矫正，会引发头疼等症状，因此宜对屈光不正度较轻的眼进行矫正，而对屈光不正度较高的眼予以低度矫正。若仍不适，可再酌减以期适应。同时，左右眼的矫正近点须相等。

六、眼镜的矫正机理

1. 眼的远点与远点球面

（1）眼的远点球面

眼的远点，是调节静止时与视网膜黄斑部相共轭的视轴上的物点，换言之，远点与视网膜黄斑中心凹呈共轭关系。当眼在观看外界各个方位的物体时，是以旋转中心为眼的力学回转中心进行转动，此时与中心凹保持共轭的远点也跟随转动，但其间距离保持不变。故设想以眼的旋转中心为球心，其远点移动轨迹构成一球面，即为远点球面。

如图4-19所示，近视眼的远点球面在眼前方，物体如在远点与眼之间，则依靠调节才能清晰成像于视网膜；远视眼的远点球面在眼后方，视物时也须依靠眼的调节才能将视网膜黄斑部的共轭点移至物体所在位置。

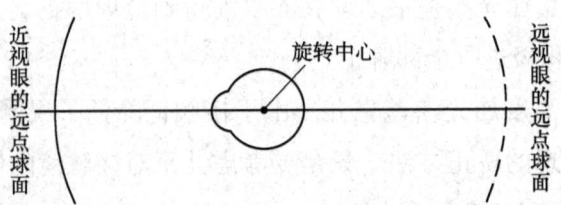

图4-19 近视眼与远视眼的远点球面

（2）传统的眼镜矫正机理——改变入眼光线聚散度

在谈及眼镜之所以能够矫正人眼屈光不正时，改变到达眼的光线的聚散度应是以往传统的说法。如近视眼患者，平行光线经过眼本身屈光作用后，在视网膜前方聚焦；若从眼底发出光线，则聚焦于眼前的有限距离处。

应用适度凹透镜矫正近视眼，是使远方物体发出（或反射）的平行光线经凹透镜发散，改变了到达眼的光线的聚散度，从而使远方物体恰在视网膜上聚焦成清晰像。而应用凸透镜矫正远视眼，则是使远处物体发出（或反射）的平行光线经凸透镜会聚后在视网膜上聚焦。

（3）"远点球面说"

依眼镜光学的观点，眼镜之所以能够矫正人眼屈光不正，是因为矫正透镜的后焦点与眼的远点重合。矫正透镜将远处物体发出（或反射）的平行光线折射，通过眼的旋转中心聚焦成像在远点球面上，而远点球面与视网膜黄斑部共轭，即黄斑中心凹形成远处物体的清晰像，遂使眼能够看清楚物体。这被称为"远点球面说"。

镜片设计的目的是使远处物体所成的像点球面与眼的远点球面相重合,而且无论是平行于透镜光轴的光束还是斜射光束,都能在远点球面上成像。但由于眼镜存在像差,特别是斜向像散,常使点像不能准确落于远点球面。所以必须调整眼镜片的设计,寻求眼镜片设计的最佳形式,即通过调配眼镜透镜两面的曲度,最大限度地使像点球面与远点球面重合(见图4-20),达到明视。

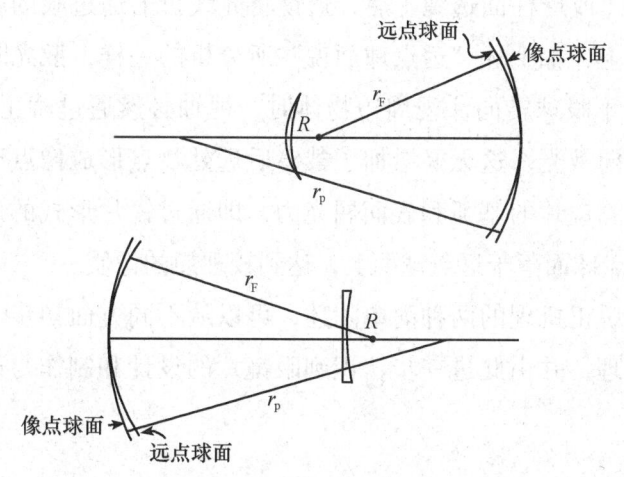

图4-20 像点球面与远点球面

R—眼的旋转中心　r_F—远点球面的曲率半径　r_P—像点球面的曲率半径

2. 眼镜透镜的焦点和焦线

眼镜透镜的理论是以几何光学基本定律为基础。平行光线通过柱面透镜后的折射光线形成一平行于该柱轴的焦线。如透镜含有球面和柱面,即为一球柱面透镜,其看作互相正交的两柱面透镜,故平行光线经折射后产生两条互相垂直的焦线,形成史氏光锥。两条焦线的位置应用球面透镜共轭焦点关系式可分别求得。

(1)依常见说法,柱面透镜(或球柱面透镜)矫正规则散光的机理

散光眼的屈光状态亦如柱面透镜(或球柱面透镜),不同子午线有不同屈光力,而平行光束通过眼屈光系统后分别于不同距离处形成两条互相垂直的焦线即史氏光锥(像散光束)。故戴用适度且轴向适当的柱面透镜(或球柱面透镜)后,平行光线通过该透镜和眼联合形成的光学系统后,上述前后两条焦线合并在视网膜上重合成一焦点,从而使所视远处物体清晰成像。

如散光眼前戴一适度球面透镜,该透镜和眼联合形成的光学系统恰使史氏光锥前后两焦线间的最小弥散圆落于视网膜上,即是散光矫正时采用的等效球镜度法。

（2）依"远点球面说"，柱面透镜（或球柱面透镜）矫正规则散光的机理

依"远点球面说"，柱面透镜（或球柱面透镜）矫正规则散光的机理是由于柱面透镜（或球柱面透镜）的两个后焦点与散光眼的两个远点相重合。

前面已分析了散光眼的像散光束，远处物体上的每一点均将产生互相垂直的两条焦线，焦线与视网膜的相对位置决定散光眼的类别。但不论何种类别的散光眼都有两个共轭远点，而且由于眼的转动产生两个远点球面。当戴用适度且轴向适当的柱面透镜（或球柱面透镜）后，透镜将光线折射通过眼的旋转中心而聚焦于两个远点球面上，如上述"远点球面说"所分析的一样，散光眼的视力即可获得矫正。不过由于眼球转向注视周边物体时，视轴必然通过矫正镜的周边部分，于是必然发生斜向散光，这无疑增加了戴镜后远处物点形成像点于远点球面的困难。故须精密计算镜片的基弧和表面屈光力，即通过镜片形式的设计，消除周边像差，从而使像点球面落于远点球面上，达到较理想的像质。

综上对眼镜矫正机理的两种简单陈述，可以从不同方面初步了解眼镜矫正人眼屈光不正的机理，并由此进一步认识到眼镜片的设计和制作与这种理念的密切相关。

思考题

1. 眼屈光系统由哪四种屈光介质组成？试从光学角度分析其结构特点。
2. 何谓简化眼？
3. 光轴、视轴、固定轴、视角是如何定义的？
4. 什么叫像差？眼的几何像差中，对视觉质量影响较大的有哪些？试简单分析。
5. 什么是调节远点、调节近点、调节范围？
6. 什么是显性调节力、隐性调节力、调节幅度？
7. 未矫正的近视眼、远视眼，观察近物所需要的调节力与正视眼有何不同？
8. 说明集合、集合近点的概念。
9. 衡量集合角的单位有哪些？
10. 试述调节、集合与屈光状态的关系。

11. 简述远视眼、近视眼、散光眼的分类。
12. 绘图说明远视眼、近视眼、散光眼的屈光。
13. 何谓屈光参差？简述其成因。
14. 简述眼镜矫正机理中的"远点球面说"。

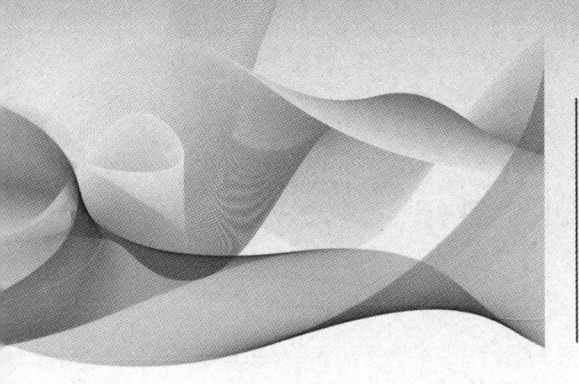

培训模块 五
眼镜商品学

内容结构图

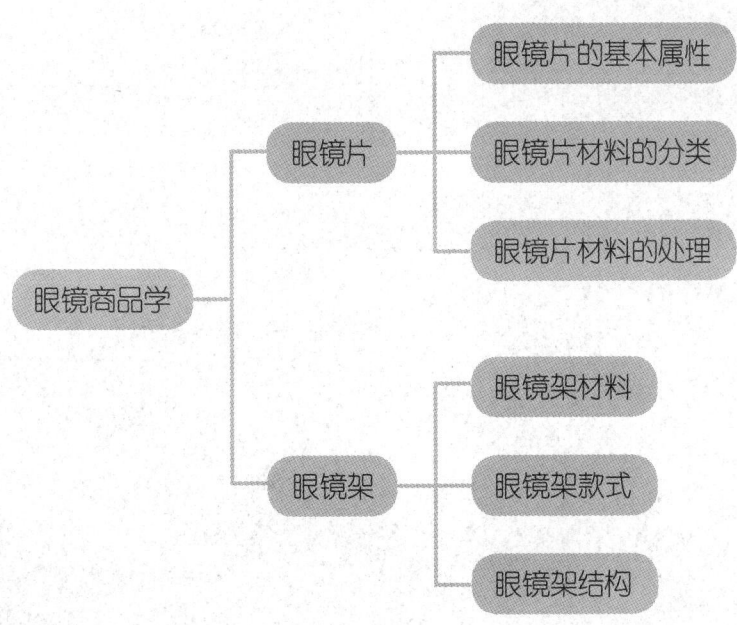

培训项目 1 眼镜片

一、眼镜片的基本属性

1. 眼镜片的光学属性

眼镜片的光学属性是材料的基本属性，与常见到的各种光学现象相符合，主要为光线在镜片上的折射、反射、吸收、色散、散射以及衍射现象。光线折射和反射如图5-1所示。

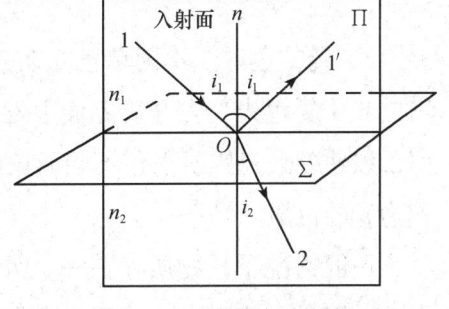

图5-1 光线折射和反射

（1）光的折射

如图5-1所示，通过镜片的光线会在镜片的前后表面发生折射，产生偏离现象。

Σ为两种介质的分界面。光线1由一种介质入射到另一种介质中，发生折射，沿方向2传播。入射角和折射角分别为i_1和i_2。折射光在入射面Π内，n_1和n_2分别为两种介质的折射率。

光线的偏离幅度由材料的折射率和入射光线在镜片表面的入射角度决定。

1）折射率。表示在两种介质（各向同性）中光速比值的物理量。任一介质对真空（作为第一介质）的折射率称为这种介质的绝对折射率，简称折射率。如透明介质的折射率是光线在真空中的速度c与在介质中的速度v的比值，折射率$n=\dfrac{c}{v}$。该比值没有单位并且总大于1。

折射率反映介质的折射能力，折射率越高，从空气进入该介质的光束偏离得越多。同一介质对不同波长的光，具有不同的折射率。光在玻璃介质内，折射率随波长减小而增大。

两种介质的折射率可以根据斯涅耳—笛卡儿定律进行计算：

$$n_1 \sin i_1 = n_2 \sin i_2$$

 **相关链接**

光折射率与参考波长 e、d 线

由于透明介质中的光速随着波长而变化，所以折射率的值总是参考某一特定波长表示：欧洲和日本参考波长采用 e 线 546.07 nm（汞－绿光谱线），而美国参考波长则采用 d 线 587.56 nm（氦－黄光谱线）。二者的区别仅仅反映在折射率值的第三位小数上。

2）光的色散。不同单色光在介质中的传播速度或折射率因波长不同而不同。当白光（复色光）在介质界面上发生折射时，介质对不同波长的光有不同的折射率，致使各色光因折射角不同而彼此分离。白光（复色光）分解为单色光的现象，称为光的色散。

一般情况下，物质存在一个吸收带，光不能通过，无法测折射率，光的色散在这一区域的表现被称为反常色散。材料的色散能力可以用阿贝数描述，它是色散系数的倒数。阿贝数越大，色散越小，镜片品质越好。目前，镜片材料的阿贝数一般为 30～60。尽管所有镜片都存在色散，但在镜片中心，色散可以被忽略。只有在用高色散材料制造的镜片边缘，才能察觉到带有彩色条纹的色散现象。

（2）光的反射

1）反射定律。光在镜片表面产生折射的同时，也会产生反射现象（见图 5-1）。

2）反射率。反射率为反射光强度与入射光强度的比值。不同材料的表面具有不同的反射率，多以百分数表示。同一材料对不同波长的光可以有不同的反射率，这种现象被称为"选择反射"。此外，反射率还与材料周围介质及入射角有关，如光在正入射玻璃与空气分界面时的反射率：

$$R = (n-1)^2 / (n+1)^2$$

（3）光的透射

镜片的光透射指光线通过镜片而没有被反射和吸收的光的总量。光学玻璃镜片的光透射比可达 72%。光学树脂镜片的光透射比可达 92%。若在镜片表面镀上多层减反射膜（增透薄膜），镜片的光透射比可达 99%。

（4）光的吸收

光辐射或能量的吸收，分为表面吸收和内部吸收。

1）表面吸收。指透射到介质表面的光辐射，除去反射外，被表面吸收，转变为其他形式的能量。

2）内部吸收。指光能量在介质中沿某一方向传播时，随入射深度逐渐被介质吸收的现象。

光吸收现象会减小镜片的光透射比。镜片的光吸收通常指材料内部的光线吸收。

3）光的吸收与波长的关系。普遍吸收是指吸收系数与波长无关，吸收后改变所有成分的光强。选择吸收是指吸收系数与波长有关，只强烈吸收某些波长的光。

（5）光的散射和衍射

1）光的散射。光束在介质中前进时，部分光线偏离原来的方向而分散传播的现象，称为光的散射。当镜片表面被污染或有划痕时会产生散射，合格镜片内部的散射比较小。

光的散射包括悬浮质点的散射和分子散射。悬浮质点的散射是由于介质中存在其他物质的微粒。分子散射是指光通过纯净物质时，由于组成该物质的分子密度不均匀而被散射的现象，如高空大气对日光的散射、临界乳光现象、光在液体表面的散射等。

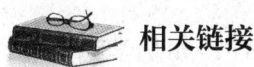 **相关链接**

瑞利散射

瑞利散射是指粒子（如电子、α粒子等）束在前进过程中，与物质发生相互作用而使部分粒子偏离原来前进方向的现象，如线度小于光的波长的微粒对入射光散射的现象。

瑞利散射定律

当散射体的尺寸小于波长 λ 时，散射光强与 λ^{-4} 成正比。

米-德拜散射定律

散射体颗粒度远大于波长时,散射光强对波长的依赖性不强。

2)光的衍射。衍射是指光波在传播过程中经过障碍物边缘或孔隙时发生的展衍现象。如光通过小孔时,在孔后的屏上出现一个亮斑,其周缘的亮度向外逐渐减弱。仔细观察时,还可看到在此区域内有一些明暗相间的条纹。

在视光学里,衍射现象应引起重视,因为衍射会使镜片表面产生异常干扰。

2. 眼镜片的物理属性

(1)机械性质

机械性质通常反映固体材料的特性,它规定了材料的质量、体积和尺寸,以及材料对变形和冲击的抵抗能力,如密度、硬度、弹性系数、抗冲击性。

(2)热性质

热性质描述了材料的变化状态以及温度影响下的特性,主要包括热传导系数、比热、线性膨胀系数、熔点、沸点。

(3)电性质

电性质是指材料电磁波和电效应的特性。

3. 眼镜片的化学属性

眼镜片的化学属性反映镜片材料对于化学物质的反应特性,如化学稳定性,耐酸、碱、有机溶剂的性能,耐辐射化学作用的性能,极端条件下材料的反应特性等。

(1)化学稳定性

化学稳定性是指材料受温度、湿度、酸、碱、盐等影响时是否产生化学变化(如分解现象)。

(2)耐酸、碱、有机溶剂的性能

耐酸、碱、有机溶剂的性能是指能否被腐蚀。

(3)耐辐射化学作用的性能

耐辐射化学作用的性能是指材料受辐射作用是否会产生化学变化,一般指红外线、可见光及紫外线的光化学作用,如树脂镜片长期经紫外线照射会变黄。

（4）极端条件下材料的反应特性

极端条件下材料的反应特性是指极端条件下是否有燃烧和爆炸现象。

二、眼镜片材料的分类

1. 玻璃介质材料

眼镜镜片如图 5-2 所示。镜片材料采用透明的介质，主要分为无机和有机两大类。无机材料一般指光学玻璃介质材料。

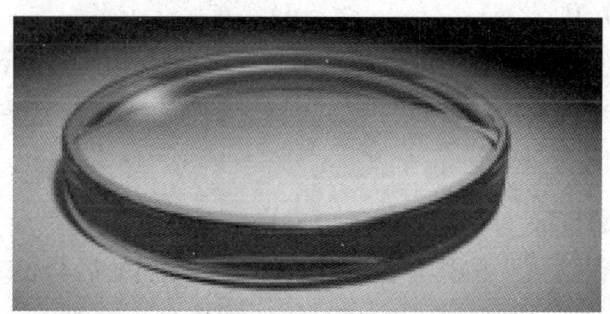

图 5-2　眼镜镜片

玻璃是非常特殊的不定型材料，没有固定的化学结构，因而没有确切的熔点。在常温下呈固态，坚硬但易碎；在高温下具有黏性。随着温度的上升，玻璃材料会变软、黏性增加，并逐渐由固体变为液体，这种逐渐变化的特性意味着玻璃在高温时可以被加工和铸型。玻璃材料制成的镜片具有良好的光学性能。

（1）普通玻璃材料

1）光学白片。镜片的组成属于 Na_2O-CaO-SiO_2 系统。其折射率 n_d=1.523，色散系数 v=57～59.5，可见光透过率大于 91%，化学稳定性和热稳定性较好。若配方中加入部分氧化铈，则可以吸收紫外线。我国生产的 UV 白片就属于吸收紫外线的白片。若氧化铈加入太多，玻璃会变成浅黄色。在加入氧化铈的同时再加入少量二氧化钛，能吸收 300 nm 以下的紫外线。

2）克罗克斯镜片。克罗克斯镜片是由英国人克罗克斯于 1914 年研制成功，简称克斯镜片。它是以钠钙硅酸盐或冕玻璃为基础，加入少量氧化铈和氧化钕等稀土氧化物着色形成。当被含有蓝紫光较多的太阳光或荧光灯照射时，玻璃呈强紫色；用短波较少的白炽灯照射时，玻璃呈绛红色。这种现象叫玻璃的双色效应。克斯镜片能全部吸收 345 nm 以下的紫外线，在 580 nm 处有显著的吸收峰。

3）克罗赛脱镜片。克罗赛脱镜片是在普通光学玻璃配方中加入部分氧化硒，有时还加入少量氧化锰和氧化铈等着色剂而制成的，呈现淡粉红色。克罗赛脱镜片可以很好地吸收360 nm以下的紫外线，光透射比可达90%以上。

（2）高折射率玻璃材料

高折射率玻璃材料可以制作超薄的眼镜片，一般有淡红色和白色两种，折射率一般在1.60以上。高折射率玻璃材料主要是在玻璃中加入新的化学元素，能够在提高材料折射率的同时又保持低色散。含钛元素的镜片，折射率为1.7，阿贝数为41；含镧元素的镜片，折射率为1.8，阿贝数为34；含铌元素的镜片，折射率为1.9，阿贝数为30。

虽然采用这些材料所制造的镜片越来越薄，但是却没有减轻镜片的质量。这是因为随着折射率的增加，材料的密度也随之增加，这样就抵消了因为镜片变薄而减轻的质量。

（3）着色玻璃材料

在玻璃材料中混入一些具有特殊吸收性质的金属盐后会表现出着色的效果，如加镍和钴（紫色）、钴和铜（蓝色）、铬（绿色）、铁（蓝色）、镉（黄色）、锰（棕色）、铜和硒（红色）等。这些着色玻璃材料主要用于大规模生产平光太阳镜片或防护镜片。

一些具有特殊过滤性质的浅色材料（棕色、灰色、绿色或粉红色）也被用于生产屈光矫正镜片，但对这种镜片材料的需求并不多。主要原因是近视或远视镜片的中心厚度与边缘厚度不同，从而使镜片的颜色深浅不一致，屈光度越高，颜色差异就越明显。

（4）玻璃光致变色材料

玻璃光致变色材料是在玻璃材料中加入了氯化银晶体，能够在紫外线辐射下起化学反应（银原子和氯原子之间的一种电子交换），使镜片的颜色变深。在没有光线的条件下，氯化银呈离子态，因银离子是透明的，所以镜片也是透明的。

对一般的光致变色玻璃，变色的同时也受到温度的影响。在光照度不变时，周围温度高则颜色变淡，周围温度低则颜色变深。这两个过程是可逆的，而且在较长时间内存在。玻璃光致变色材料大多是灰色和棕色的，俗称灰变和茶变。其他的颜色也可以通过专门的工艺达到。

2. 天然水晶材料

水晶又名压电石英、光学石英、水玉，是一种透明的晶体矿物质，其主要成分是二氧化硅，因混入杂质或包裹体而形成各种变种，如烟水晶、墨晶、紫水晶、黄水晶、蓝石英等。水晶镜片分为天然水晶镜片和人造水晶镜片。

水晶的主要性能如下：硬度为7，比普通玻璃硬；密度为 2.653~2.660 g/cm³；折射率为 1.553；具有双折射和旋光性，导热性能差，热膨胀系数很小。

天然水晶密度不均匀，有杂质、条纹、气泡、双折射现象，紫外线及红外线的透过率较高，因此，不是镜片材料的最佳选择。现多采用人工合成的水晶来制造镜片。

3. 光学树脂介质材料

有机材料一般指光学树脂介质材料，具有密度小、抗冲击、易加工、有良好的光透射比、受热易变形、耐磨性较差等特点，依加热性质分为热固性材料与热塑性材料两大类。

（1）热固性材料

热固性材料具有加热后硬化的性质，受热不会变形，眼镜片大部分以这种材料为主。

1) CR39 材料。CR39 的主要化学成分为丙烯基二甘醇碳酸酯（简称 ADC），是应用最广泛的普通树脂镜片的材料。CR39 的化学结构图如图 5-3 所示。

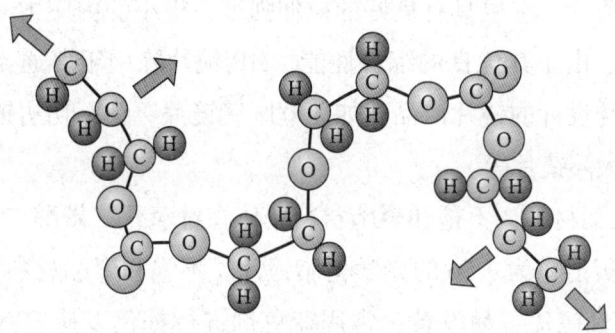

图 5-3　CR39 的化学结构图

CR39 于 20 世纪 40 年代被美国化学家发现，是美国空军所研制的一系列聚合物中的第 39 号材料，因此被称为 CR39。它是一种热固性材料，单体呈液态，能够在加热和加入催化剂的条件下聚合固化。

作为光学镜片，CR39 的折射率为 1.498（接近普通玻璃镜片），密度为 1.32 g/cm³，色散系数为 57.8，光透射比为 92%，抗冲击性能较好，可以进行染色和镀膜处理，也非常适合于非球面镜片的生产。

2) 中高折射 ADC 材料。大部分的中折射率和高折射率材料都是经改性后的 ADC 热固性材料，其镜片制造工艺与 CR39 大体一致，也可染色和进行各种系统的表面镀膜处理。镜片更轻、更薄，密度与 CR39 相近（$1.20 \sim 1.40 \text{ g/cm}^3$），但色散较大（阿贝数为 45），抗热性能较差。

3）聚氨酯材料。聚氨酯为大分子链中含有氨酯型重复结构单元的一类聚合物，是由多异氰酸酯与聚醚型或聚酯型多元醇在一定比例下反应的产物，最早在 1937 年由德国公司合成。聚氨酯材料由于其优异的光学性能引起了眼镜行业的极大关注，典型的聚氨酯材料镜片是 Trivex 镜片和 MR 镜片。

Trivex 镜片材料，最早是美国 PPG 公司研制的一种聚氨酯材料，密度为 1.1 g/cm^3，折射率为 1.53，阿贝数为 45。抗冲击性能极佳，可达到聚碳酸酯（PC）镜片材料抗冲击能力的 10 倍，能够用作防爆安全镜片，且比 PC 镜片材料硬度高，更耐磨。化学药剂抵抗性优良，比 PC 镜片材料更耐腐蚀。Trivex 镜片材料具有较强的紫外线过滤能力，可以较完全地阻隔紫外线。但由于加工较为困难，该产品始终无法普及。

MR 镜片材料是由日本三井化学在 1987 年研制的高品质镜片材料。MR 镜片材料具有高折射率（$1.60 \sim 1.74$）及较高的阿贝数（$39 \sim 43$），镜片轻薄，能给人良好的佩戴体验感。MR 镜片的抗冲击性能好，也具有良好的抗静压负荷性能，在安全性上优于传统镜片。它也具有良好的拉伸强度，极小的内应力，良好的加工性、染色性和耐候性。由于其优良的综合性能，MR 镜片除用于普通光学矫正镜片外，还可用作一些特殊设计的镜片产品，如无框眼镜镜片、钻石切边镜片、高弯镜片、超薄镜片、近视太阳镜片等。

4）不饱和聚酯材料。不饱和聚酯材料单体在过氧化二碳酸二异丙酯引发剂的作用下可以形成折射率为 1.56 的光学树脂镜片。不饱和聚酯材料镜片的阿贝数较低，为 $30 \sim 32$，且镜片容易发黄，常用蓝色剂进行补色以掩盖其易变黄的缺陷，但这样又会影响其光学性能。

（2）热塑性材料

热塑性材料具有加热后软化的性质，尤其适合热塑和注塑。

1）聚甲基丙烯酸甲酯（PMMA）。俗称有机玻璃，是一种热塑性材料。折射率为 1.491，色散系数为 57.6，光透射比在 92% 以上，密度为 1.19 g/cm^3。耐老化性能较好，受热易变形，耐磨性、对紫外线吸收作用比较差。

2）PC。PC 为聚碳酸酯，是直线无定型结构的热塑聚合体。该材料抗冲击性强，加厚后俗称防弹玻璃，耐磨，折射率为 1.587，光透射比也可达 $85\% \sim 90\%$，非常轻（密度为 1.20 g/cm^3），也比较薄，能阻止 380 nm 以下的紫外线，耐高温

（软化点为 140 ℃），阿贝数为 31。PC 镜片对盐溶液、无机稀酸、弱碱具有高度的稳定性，也能耐脂肪族烃类、高级醇类和油脂类物质的作用，但对浓碱不稳定，甲醇和多数有机溶剂能使其溶胀。

3）聚苯乙烯（PS）。PS 是一种透明的热塑性塑料，光透射比为 75%～88%，折射率为 1.57，阿贝数为 30.8。尺寸稳定性好，着色好，易加工，表面有金属光泽；但力学性能较差，不耐热（最高使用温度为 75 ℃），易碎。PS 镜片的化学稳定性受环境温度影响较大，耐腐蚀，但不耐氧化性酸（如硝酸）和氧化剂等，在芳香族化合物、氯苯、氯仿等有机溶剂中会溶解。

4）苯乙烯-丙烯腈共聚物。其是一种改性的聚苯乙烯，光透射比为 80%～88%，折射率为 1.561，阿贝数为 35。其能耐石油、矿物油、浓碱、稀酸及盐的水溶液，但不耐酮、芳烃、氯化烃及氧化性浓酸等。

5）苯乙烯-丙烯酸酯共聚物。其由 70% 的苯乙烯和 30% 的丙烯酸酯共聚而成，化学稳定性、耐水性、耐油性均较好，耐磨性、韧性和抗冲击强度高于 PS，透明性比苯乙烯-丙烯腈共聚物更好，是一种重要的光学镜片材料。

三、眼镜片材料的处理

1. 镜片表面加膜处理

光学眼镜片的加膜处理主要有加耐磨损膜、多层减反射膜、顶膜、复合膜。此外，为了某些特殊需要，眼镜片的加膜处理还有加反射膜（光线在膜上大部分反射或有选择地反射）、分光膜（光线在膜层上按比例透射和反射）、滤光膜（允许某种单色光透过或反射）、偏振膜（允许某一方向的光线通过，而阻止另一方向的光线通过）。

对于有机镜片而言，常用的表面加膜处理应该是加包括耐磨损膜、多层减反射膜和顶膜的复合膜。通常耐磨损膜镀层最厚，为 3～5 μm；多层减反射膜的厚度约为 0.3 μm；顶膜镀层最薄，为 0.005～0.01 μm。

（1）镜片表面耐磨损膜处理

镜片表面耐磨损膜处理，是为了提高镜片表面的耐磨损性能。现在常用的镜片表面耐磨损膜（硬膜）处理是采用浸泡法（又称提升法），即镜片材料经过多道清洗后，浸在涂膜液中，再以恒定的速度从涂膜液中提出来，从而在镜片材料表面形成涂膜层。提起后在 100 ℃ 左右的烘箱中聚合 4～5 h，涂层厚为 3～5 μm。涂膜层的厚度与涂膜液的黏度、提升速度和密度有关。几种用于有机材料镜片的耐磨损膜材料为：

1）用石英材料形成一层非常硬的耐磨损膜。这种工艺由于其热胀系数与基片材料不匹配，很容易导致脱膜和膜层脆裂，因此耐磨损效果不理想。

2）一种硬度较高、变形较小且不易脆裂的材料，镀在有机镜片表面，改善有机镜片基片的硬度。

3）将硬度介于减反射膜和镜片基片之间、摩擦因数低且不易脆裂的耐磨损材料镀在有机镜片表面。两者之间有了这层耐磨损膜，使镜片在受到沙砾摩擦时能起缓冲作用，不容易产生划痕，改善了有机镜片基片硬度和减反射膜层硬度的差别所引起的耐磨性问题。

4）将既含有有机基质又含有包括硅元素的无机超微粒物的耐磨损材料镀在有机镜片表面，使镜片表面既具备韧性，又提高了硬度。

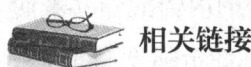 **相关链接**

加硬液

加硬液是一种多组分的高分子溶液，以有机硅为主，固化后形成透明的薄膜，黏附在基片表面，起到增透和增硬的作用。增透的作用大约在1%，而增硬的效果比较明显。例如CR39加硬处理后，其表面硬度大大提高。

加硬液需注意的问题

1. 加硬液的折射率应和基片相近，不能相差太大，否则会产生明显的"彩虹"现象。

2. 不同的加硬液配方采用不同的溶剂，保持加硬液的黏度和含固量在规定范围内。超过规定时，应及时补加溶剂。溶剂必须经过提纯处理。

3. 加硬液应在低温下保存、运输，使用温度一般在18~20℃。加硬液使用寿命为40天，不同品牌的加硬液有不同的保存期和使用期。

4. 加入蓝色的调色剂，可以克服加硬液本身具有微黄色和固化后泛黄的问题。

5. 当加硬液中出现胶冻状的不溶物，即发生所谓的"凝胶化"现象时，不能使用。

（2）镜片表面多层减反射膜处理

镜片表面多层减反射膜处理，主要是为了使镜片反射光减弱，透射光增强。为了达到这个目的，必须控制光程条件和振幅条件。

光程条件：必须使所镀膜层的厚度为 1/4 光波长（$\lambda/4$）或是 1/4 光波长的任意奇数倍。

振幅条件：必须使镀膜材料的折射率 $n_2=\sqrt{n_1}$（n_1 是镜片材料的折射率）。这样就能使两束反射光的光程差（即两束光相邻波对应点间的距离）为半波长（$\lambda/2$）。

利用光的干涉原理，反射光互相干扰，从而抵消了反射光，达到减反射的效果。光的干涉如图 5-4 所示。

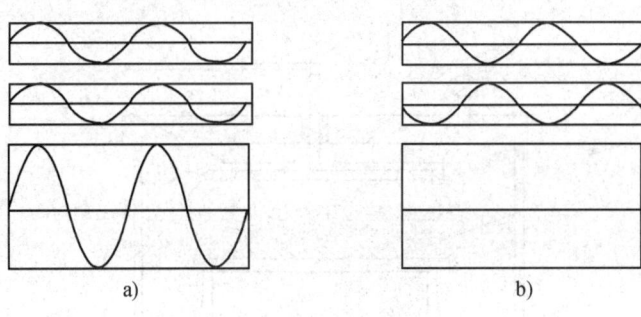

图 5-4 光的干涉
a）波峰与波峰重合 b）波峰与波谷重合

图 5-4a 是两束振幅相同的光，波峰与波峰重合而互相加强，在屏幕上有加强的光影。图 5-4b 是两束振幅相同的光，波峰与波谷重合而相互抵消，在屏幕上的光影消失。

单层镀膜时膜层材料折射率 n_2 的计算：如普通玻璃镜片的折射率 n_1 为 1.523，膜层材料的折射率 $n_2=\sqrt{n_1}$，即 $n_2=\sqrt{1.523}\approx 1.234$，应该采用折射率为 1.234 的材料作为膜层材料。但是，由于折射率为 1.234 的材料没有找到，因此采用折射率为 1.38 的氟化镁。由此可知，减反射膜材料应是一种比基材折射率低的材料。

用于玻璃镜片的膜层材料通常采用氟化镁，在高于 200 ℃ 的真空环境下，利用离子束轰击的真空镀膜技术，使得膜层与镜片结合；用于有机镜片的膜层材料通常采用氧化钛、氧化锆等高纯度金属氧化物材料,通过真空蒸发工艺镀于树脂镜片的表面,达到良好的减反射效果。

常用的物理镀膜处理方法有阴极溅射法,其他还有真空蒸发沉积法、磁控阴极溅射法、离子镀法等。

 **相关链接**

阴极溅射法

阴极溅射法镀膜处理,是在充有惰性气体的真空气氛中,通过高压电场使惰性气体电离,产生正离子流轰击作为阴极的膜层材料,被溅射出的膜层材料的原子或分子沉积在眼镜片表面上形成薄膜。实质上阴极溅射法属于真空蒸发沉积法类型,只是膜层材料不是受热蒸发,而是被正离子轰击后溅射,然后沉积的。阴极溅射法结构示意图如图5-5所示。

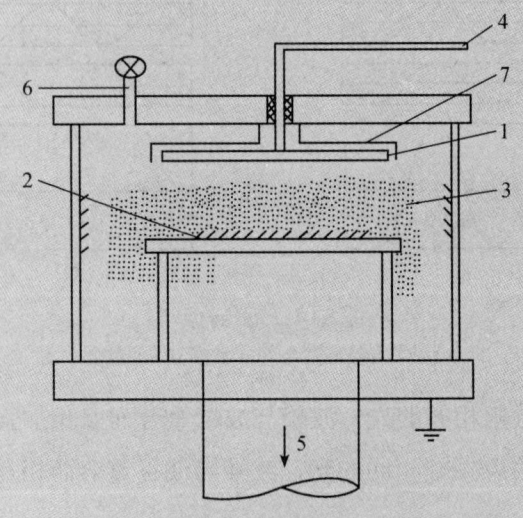

图5-5 阴极溅射法结构示意图
1—溅射材料源 2—眼镜片 3—辉光放电产生的离子源 4—高压电源
5—连接真空系统 6—惰性气体进气阀 7—接地屏蔽罩

溅射效率一般随撞击阴极的离子的质量增加而提高,也随离子的能量而增加,并与膜层材料本身的性质有关。

> 阴极溅射法，从发现辉光放电管中的溅射效应，发展到二极管、三极管、四极管溅射镀膜，以及磁控阴极溅射法镀膜，生产效率显著提高，应用更为广泛。

（3）镜片表面顶膜处理

镜片表面顶膜处理是为了提高镜片表面抗污染性能。抗污膜的材料以氟化物为主，有两种加工方法，一种是浸泡法，一种是真空镀膜，常见的方法是真空镀膜。当减反射膜层完成后，可使用真空镀膜法将氟化物镀于减反射膜层上。

抗污膜可将多孔的减反射膜层覆盖起来，并且能够使水和油与镜片的接触面积减少，使水和油不易黏附于镜片表面，因此也称为防水膜。这层膜必须非常薄，以使其不会改变减反射膜的光学性能。

（4）镜片表面复合膜处理

镜片表面复合膜处理是为了综合前三项镜片表面处理，提高镜片的性能。

在镜片的基片上首先镀上具有有机硅的耐磨损膜；然后用离子轰击进行镀减反射膜前的预清洗；清洗后采用高硬度的二氧化锆等材料进行多层减反射膜层的真空镀制；最后再镀上有110°接触角的顶膜，完成复合膜处理过程。如图5-6所示为多层复合膜的结构示意图。

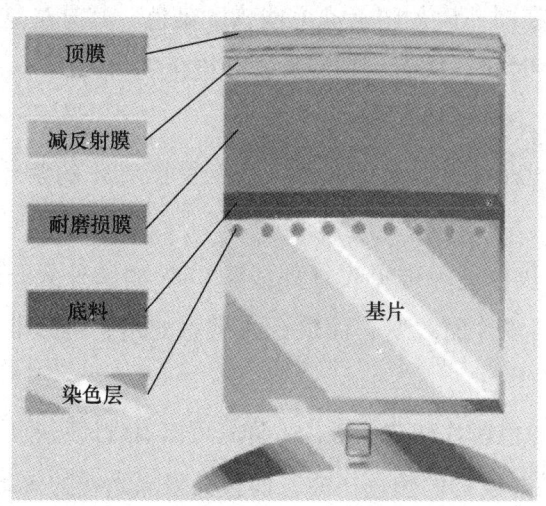

图5-6　多层复合膜的结构示意图

（5）镜片表面功能性加膜处理

光学眼镜片的加膜处理除了常用的实用性加膜（耐磨损膜、减反射膜、顶膜）

处理外，根据时代特点和特殊需求，在镜片表面还有一些功能性加膜处理，如偏振膜、抗辐射膜、防雾膜、防蓝光膜等。

2. 镜片表面染色处理

镜片表面染色处理是把镜片浸泡在含有机色素的热水中对其表面进行染色。

（1）镜片染色工艺

在镜片染色之前必须用酒精等溶剂或超声波清洗掉镜片表面的污物、油脂等，然后把镜片放入含有色粉和染色助剂的染色液中。染色时间根据镜片所需的色彩浓度而定。

CR39树脂镜片具有较好的耐热性，并且对疏水性颜料有很好的亲和力，可获得很高的染色牢度。

镜片染色的优点：可以使中心和边缘厚度不同的镜片颜色达到一致，解决了屈光不正者佩戴染色眼镜的问题。此外，还可以把镜片染成各种颜色，对眼镜起到很好的装饰作用。

（2）调色染色和梯度染色

1）调色染色。色粉的基本颜色有黑、绿、蓝、红、黄、灰等。调配颜色以基本三原色（红、蓝、黄）为主，分别组合可以调出各种颜色。色粉的基本颜色由于生产厂家不同，其属性、色相、彩度、亮度会有所不同。因而，不要混在一起使用，否则会影响染色的效果。

2）梯度染色。在同一镜片内上深下浅梯度染色。其方法是调整、控制镜片在染色液里的上下运动时间，从而达到镜片梯度染色的目的。

（3）常见的五种染色镜片

1）红色镜片。这是非常普遍的颜色，它能吸收95%的紫外线和一些波长较短的可见光。

2）灰色镜片。灰色镜片可吸收红外线和98%的紫外线。最大的好处是不会使景物原来的颜色因镜片而改变，而最令人满意的是它可以非常有效地降低光线强度。

3）绿色镜片。绿色镜片和灰色镜片一样，可以有效地吸收红外线和紫外线。但是绿色镜片会使得某些景物的颜色扭曲，而且其阻隔光线的效果略逊于灰色镜片。

4）棕色镜片。这种镜片吸收光线的种类和绿色镜片差不多，但比绿色镜片能吸收更多的蓝光，且能略减蓝光的光晕，使影像更清晰。棕色镜片造成颜色扭曲的程度要比灰色、绿色镜片大。

5）黄色镜片。黄色镜片可吸收紫外线，并且可让红外线和 83% 的可见光穿透镜片。其最大的特点在于吸收了大部分的蓝光。太阳光经过大气层时，主要是以蓝光表现，黄色镜片吸收了蓝光以后，可以使自然界的景物更清楚。因此，黄色镜片常用来当作滤光镜。

3. 光致变色镜片

光致变色镜片分为玻璃光致变色镜片和树脂光致变色镜片，原理各不相同。

玻璃光致变色镜片是在玻璃材料中加入了氯化银晶体。在紫外线辐射下，银原子和氯原子之间进行电子交换，使镜片的颜色变深；在没有光线的条件下，镜片变透明。这个过程是可逆的。

树脂光致变色镜片是在树脂材料中加入了感光的混合物或在基材的表面镀上了一层感光的混合物。这些感光的混合物在紫外线辐射下，使感光物质的结构发生变化，改变了材料的吸收能力，获得光致变色效果。

几种不同类型的光致变色镜片如下：

（1）灰色变色镜片

这种镜片是在一般玻璃成分中加入氯化银、氧化亚铜等成分熔制而成。其中，氧化亚铜是增感剂，可以使玻璃的变色速度增加数百倍以上。

该镜片可见光透射比达 75% 以上，可吸收 300～330 nm 的紫外线。

该镜片特别适合于青光眼、角膜炎患者和见光流泪者佩戴。

（2）橙黄色、浅黄色变色镜片

这种镜片由氧化硅、氧化硼、氧化锂、氧化钾、氧化锆、氯化银、氧化铝等熔制而成，经过热处理后就形成了由浅黄到橙黄的变色镜片。银离子能吸收 450 nm 以下的紫外线，铝离子在可见光谱区也能参与光线的吸收。所以，加入铝后，可降低可见光的透过率，适合长时间在室外工作者佩戴。

（3）防视网膜退化变色镜片

这是一种适合白内障摘除者和视网膜炎患者佩戴的变色镜片，镜片可完全阻挡 440 nm 以下的有害射线；另一种是适合视网膜炎色素沉积症患者使用的变色镜片，它能阻挡 550 nm 以下的射线。

未用紫外线照射时，可见光透过率约为 25%；受紫外线照射变色后，可见光透过率减小到 10%。

（4）茶色变色镜片

茶色变色镜片的化学组成为氧化硅、氧化铝、氧化硼、卤化银等，并加入了钴、镍和锰等着色剂。该镜片的原始透射比为85%左右，变色后透射比为30%左右。

茶色变色镜片有无底色透明变茶色、有底色浅茶色变深茶色、茶色变灰色等系列变色镜片。

另外，有一种茶色变色镜片是在基础玻璃中添加了少量钯合金制成的。还有一种茶色变色镜片是加入二氧化锡制成的，其性能很好，变色速度和褪色速度都很快。

（5）蓝色变色镜片

蓝色变色镜片主要由氧化硅、氢氧化铝、硼酸、氧化锆、硝酸银和添加剂（氧化钴、氧化铈和氧化镍等）熔制而成。

这种镜片的底色为纯正蓝色，在紫外线照射后变为深蓝色。镜片褪色速度快，能吸收380~400 nm的紫外线。佩戴这种蓝色变色镜片容易消除眼睛的疲劳。

（6）梯度变色镜片

梯度变色镜片被紫外线或短波可见光照射后，镜片从上到下呈现出由深到浅的变色，光线透过率呈梯度形分布。原理是将其放在梯度温度炉内进行热处理，使镜片内的卤化银晶粒形成梯度形分布，所以变色后就是梯度色。这种镜片是由蓝色变成灰色，对380~420 nm的紫外线有强烈的吸收作用。

（7）液晶变色镜片

液晶是一种有机化合物，又称为液态晶体，在电场和温度变化的作用下能产生某些特殊的电光和热效应。其变色速度很快，一般变色镜片达到饱和变色状态需要几分钟，而液晶变色镜片仅需要千分之几秒。其颜色能迅速地适应外界强光的变化，特别适合气焊工、电焊工、汽车驾驶员以及怕强光的人员佩戴。

（8）渗透法树脂光致变色镜片

树脂光致变色镜片是在材料中加入了感光的混合物而获得光致变色效果。这些混合物与单体的结合主要有两种方法：在聚合前与液态单体混合，或在聚合后渗入材料中。

渗透法树脂光致变色镜片是采用树脂材料作为基片，用渗透法在镜片的凸面渗透了一层光致变色材料，然后再镀上一层耐磨损膜，起到保护和耐磨作用。这项工艺技术可以使镜片不会随屈光度数的加深而出现中央变色与周围变色深浅不一的情况，所以这种镜片特别适合各种屈光不正者使用。

还可以采用几种光致变色物质，在最后的制造中使这些不同的变色效果结合起来。这使得镜片变色不但迅速，而且不完全受温度的控制。

培训项目 2

眼镜架

一、眼镜架材料

制造眼镜架的材料必须具备如下一些性能：强度（须经得起一定外力的冲击，受拉伸弯曲，不会断裂）、弹性（在一定外力的作用下，发生变形，外力消除后，要能恢复到原来的形状）、质量（应尽可能轻）、耐磨性（经得起一定外力的摩擦）、化学稳定性（必须经得起汗水、大气等的接触，不会被侵蚀、失光和退色）、抗老化性（必须耐一定温度，经得起太阳光紫外线照射，不会快速老化）、装饰性（外形美观）、可加工性（可压制、拉伸、弯曲、焊接、切割、研磨和抛光等）。

眼镜架材料一般可分为金属材料、非金属材料。

1. 金属材料

用于眼镜架的金属材料有铜合金、镍合金和贵金属三大类，要求具有一定的硬度、柔软性、弹性、耐磨性、耐腐蚀性，密度小，有光泽，色泽好。因此，制作眼镜架的金属材料表面大多经过加工处理。

（1）黄铜（铜锌合金）

黄铜含铜63%～65%、锌35%～37%，呈黄色。其优点是便于切削加工，缺点是易变色。其常用于制作低档眼镜架和鼻托芯子等。

（2）铜镍锌锡合金

铜镍锌锡合金含铜62%、镍23%、锌13%、锡2%，具有良好的弹性。其经电镀处理后常用于制作眼镜架的鼻梁和镜腿等。

（3）青铜（铜锡合金）

青铜含有少量的锌和磷及一定量的锡元素。其缺点是加工困难，对酸类抗腐蚀性较差，但具有良好的弹性、抗磁性、耐磨性，在大气、海水、蒸汽中的抗腐蚀性优于铜和黄铜，故常用来制作眼镜架的弹簧和镜圈。

（4）蒙耐尔合金

蒙耐尔合金属于镍铜合金，密度为 8.9 g/cm³，含镍 65%、铜 34%，还含有少量的铁和锰等。其特点是不含铬，含镍量较高，具有很好的强度、弹性、耐腐蚀性，焊接牢固，常用来制作中档眼镜架。

（5）高镍合金

高镍合金含镍约 80%、铬 12.5%、银 5%、铜 1% 及其他元素，密度为 8.67 g/cm³。与蒙耐尔合金相比，高镍合金有更好的弹性和耐腐蚀性。一些进口眼镜架及国产高档眼镜架多用这种材料。

（6）不锈钢

不锈钢是镍铬合金的一种，密度为 8.0 g/cm³，含铁 70%~74%、铬 12%~18%、镍 8%，其他元素占 0.1%~0.3%。

不锈钢具有良好的弹性，耐硝酸及一般有机酸的侵蚀，但不耐盐酸的侵蚀。不锈钢多用于制作镜腿，含铅 1%~1.5% 的不锈钢材料多用于制作螺丝或包金架的基体材料。

不锈钢的缺点是强度大，焊接加工较困难。

（7）钛

钛金和钛合金镜架的特点：密度小、熔点高、强度高、韧性好、弹性强、耐侵蚀、耐撞击、耐热、热扩张变形率低、耐低温、加工难度大。钛金和钛合金有以下类型：

1）纯钛。纯钛是一种银白色的金属，密度为 4.5 g/cm³，密度小是其最大的特点，具有很高的强度、耐腐蚀性和良好的可塑性。在材料的冲压、切割等加工处理及表面上色的过程中，比制作一般眼镜框需要更高难度的技术。

2）钛合金。钛合金是在纯钛中加入其他种类金属元素，在一定的工艺条件下制成 A 型、B 型、A+B 型、AB 型四类钛合金。

3）记忆钛金。记忆钛金又称记忆金属，是钛及镍混合后经高温处理而成的合金，两者所占的比例为 55% 和 45%。其比一般的钛合金轻（约轻 25%），耐腐蚀性强。

4）Beta 钛金。Beta 钛金是上述钛合金中的一种，由纯钛、白金、铝金及约 25% 的其他金属组成。其由数种金属元素合成，物质的组织结构为 Beta 型，又称为 B 钛金。Beta 钛金弹性很强、密度小、耐侵蚀性极强、加工难度大。

（8）金及其合金

纯金呈金黄色，密度为 19.3 g/cm³，是较重的金属之一，在大气中不会被腐蚀氧化。金比银柔软，有很好的延展性，故一般不用纯金制作眼镜架，而采用金与银、铜等的合金。合金的含金量一般用"K"来表示。

24K 是 100% 的纯金，眼镜架材料多采用 18K、14K 和 12K 的合金。如 18K 其金的含量为：（18/24）×100%=75%。14K、12K 依此类推。

（9）铂及铂金族

纯铂和金、银一样柔软，一般与其他铂金元素组成合金来使用。铂金元素有铂、钯、铱、锇、铑和钌等，以上元素统称为铂金族。

眼镜架常采用铂铱合金，其密度较大。铑和钯多用于金属眼镜架的电镀材料。

（10）包金

包金眼镜架的品质通常以"K"来表示。包金是在基体金属外包一层 K 金，厚 10~50 μm，使其具有金的性质，且造价较低，多用于高档镜架。包金眼镜架的基体材料一般使用白铜、黄铜、镍合金等。常用的包金眼镜架主要有 18K、14K、12K、10K 等。

包金眼镜架的表示方法有两种：一种是金含量在 1/20（质量比）以上时，用 GF 表示；另一种是金含量在 1/20 以下时，用 RGP 表示。

（11）铝合金

纯铝比较软，呈银白色，一般多采用铝合金。铝镁合金和钛合金一样轻，价格低于钛合金，抗腐蚀性好，有一定硬度，有良好的冷成形特性，表面可处理成薄而硬的氧化层，可染成各种颜色。

（12）钌

钌是一种非常稀少并且很难从铂矿中提炼出的稀有金属。镜架镀钌后，具有优良的化学稳定性和抗腐蚀能力。

（13）钯

钯属稀有金属，呈银白色，多用于镀色。

（14）铑

铑是一种珍贵的稀土金属元素，呈白色，具有特殊的强度。铑的硬度随着厚度的增加而增加。为了得到所需要的抗腐蚀性，涂层厚度至少为 0.25 nm，但不宜超过 0.5 nm，以保持足够的柔软性。这是因为应力会随着涂层厚度的增加而增加，并会引起突然的断裂。

铑不会被一般的酸所腐蚀，含有铑合金的镜框有非常好的抗腐蚀性。同时，铑也能阻止镍的扩散和渗透，避免了人们因接触镍而产生过敏。铑的电镀非常适合于高品质的眼镜架，一般将镜架镀成银白色，性能稳定。

2. 非金属材料

一般用来制造眼镜架的非金属材料为塑料（合成树脂），分为热塑性塑料和热固性塑料两大类。

热塑性塑料经加热成形后，可以再加热恢复原来的可塑性，用来制造眼镜架的材料属于这种塑料，如硝酸纤维素、醋酸纤维素、乙烯树脂、环氧树脂及丙烯酸甲酮等；热固性塑料经加热后，一旦成形，就不能再恢复到可塑状态。

（1）硝酸纤维素

以硝酸纤维素作为主要材料，添加樟脑和软化剂等即可制成赛璐珞。硝酸纤维素属热塑性塑料，可塑性好，外观漂亮，着色性好，硬度较大，常温下弹性较大，密度为 $1.32 \sim 1.35 \ g/cm^3$，易受酸性物质侵蚀，溶于丙酮，易老化，易燃烧产生爆炸，目前已很少用来制造眼镜架。

（2）醋酸纤维素

醋酸纤维素塑料，属热塑性塑料，主要由醋酸纤维素、增塑剂、润滑剂、着色剂及稳定剂等合制而成，可制成注塑架和板材架。

注塑架制造简单，生产效率高，成本低，但机械强度、耐用性能较差，一般用来制造低档眼镜架；板材架强度高，耐用，一般用来制造高档眼镜架。

醋酸纤维素是塑料眼镜架的主要原材料之一，其特点归纳如下：不易燃烧，不易变色和老化，使用寿命长，密度为 $1.28 \sim 1.32 \ g/cm^3$。

（3）乙酸丙酸纤维素

乙酸丙酸纤维素是将纤维素与酸性酯化剂混合而成。

乙酸丙酸纤维素中加入35%的增塑剂（邻苯二甲酸二丁酯）及稳定剂、紫外线吸收剂、着色剂等可制成各种不同用途的乙酸丙酸纤维素塑料。

乙酸丙酸纤维素塑料韧性好，尺寸稳定性好，模塑性好，耐久性好，耐冲击，不易变色，拉伸强度大，易加工成形，自身柔软性好，对油和脂类稳定。乙酸丙酸纤维素塑料不耐无机酸、酮、烃和氯代烃。

（4）环氧树脂

环氧树脂是由环氧树脂加适当固化剂形成的一种材料，它既有热固性材料的尺寸稳定性，又有热塑性材料的优良的加工成形性。这种材料具有以下特点：

1）作为主要原料的环氧树脂和固化剂在高温真空条件下制造。

2）比醋酸纤维素塑料轻30%，强度大，硬度高，不易碎，耐刮擦，弹性好，可以制成细而轻的眼镜架，既省料又经久耐用。

3）耐热性强，可达200 ℃。与赛璐珞和醋酸纤维素塑料相比，不易熔化和燃烧。

4）因为塑性好，韧性大，加工成形时可不加增塑剂，所以在加工和使用过程中无溶剂的渗析现象。

5）易染色，根据要求可以采用浸渍法染成所需要的颜色。

6）表面可以涂镀一层聚氧基甲酸酯，使表层硬度加大，更加耐用。

7）具有特殊的记忆功能。将其加热到80～100 ℃，施加外力可产生弹性变形。若保持此外力让其冷却，待冷却后即可保持变形后的形状，但经加热后又有极好的复原性。一些高档塑料镜架多采用这种具有记忆功能的材料。

（5）聚酰胺

聚酰胺又叫尼龙，属于热塑性材料，白色不透明。这种材料强度高，韧性大，耐磨性好，易染色，无毒，使用温度范围大（-10～100 ℃），耐冲击，具有自身润滑性，易加工成形。

另外，这种材料耐溶剂性能好，可耐油、烃类、脂类等有机溶剂，能耐弱碱；但不耐酸和氧化剂，不耐水和醇类等极性溶剂，吸水率较高，尺寸稳定性较差，可通过增强、填充等改性方法进行改善。这种材料可采用注塑、浇铸和模压等方法加工。

（6）纤维增强塑料

在塑料中加入纤维增强材料、纤维束或织物浸渍树脂制成的复合材料称为纤维增强塑料。制造纤维增强塑料的基料可采用聚乙烯、聚丙烯、尼龙、对苯二甲酸乙二醇酯等热塑性材料，也可采用不饱和聚酯、环氧树脂和聚酰亚胺等热固性材料。

（7）碳化硅纤维及其复合材料

碳化硅纤维是多晶结构，其表面结构非常光滑。碳化硅纤维主要用作耐热材料和增强材料。

在实际应用中，大部分是采用碳化硅纤维的复合材料，如碳化硅环氧树脂复合材料。

（8）金属基复合材料

金属纤维可增大基体的高温性能、强度、刚度和尺寸稳定性。与树脂基复合材料相比，金属基复合材料有以下特点：使用温度可达350～1 200 ℃（如碳纤维、陶瓷纤维等），一般树脂基复合材料仅可在350 ℃以下使用；密度小，具有良好的导电导热性、抗辐射性、阻燃性、耐磨性、耐蚀性、耐老化及不吸湿的特性。不足之处是工艺复杂、造价高。

金属基复合材料所用金属基体有铝、镁、铜、锌等，它们大部分都可作为制造眼镜的材料。

（9）TR-90（塑胶钛）

TR-90是一种具有记忆性的高分子材料，抗变形指数为620 kg/cm^2，不易变形，具有超韧性、耐撞耐磨、摩擦因数低等特点，能有效防止在运动中因镜架断裂、摩擦对眼睛及脸部造成的伤害。因其特异的分子结构，抗化学性、耐溶剂性、耐候性好。在高温的环境下不易变形，短时间内可耐350 ℃高温，不易熔化和燃烧。TR-90镜架表面润滑，密度为1.14~1.15 g/cm^3，比其他塑料眼镜架轻，可减小鼻梁、耳朵的负担，适合青少年使用。

（10）聚醚酰亚胺

聚醚酰亚胺的密度为1.28~1.42 g/cm^3，具有很强的高温稳定性，良好的韧性和强度，优良的阻燃性能、力学性能、电绝缘性能、耐辐射性能及耐磨性能。

二、眼镜架款式

1. 金属架

金属架的镜身主要部分由金属材料制成。

2. 塑料架

塑料架的镜身主要部分由塑料（或类似性质的）材料制成。

3. 混合架

混合架的镜身主要部分由塑料和金属材料制成。

4. 半框架

半框架固定镜片的框缘由金属和一根很细的尼龙丝组成。镜片下部必须开槽，尼龙丝的部分嵌入镜片的凹槽内，形成下部无框缘的外形。

5. 无框架

这类镜架没有镜框，只有金属鼻梁和金属镜腿。镜片与鼻梁和镜腿直接由螺钉紧固连接，一般要在镜片上打孔。

6. 全框架

全框架是现在最常用的镜架类型，特点是牢固、易于定型，可遮掩一部分的镜片厚度。

7. 组合架和折叠架

组合架前框处有两组镜片，其中一组可移动。折叠架可以折成四折或六折，多为阅读镜。

三、眼镜架结构

1. 眼镜架各部位名称

眼镜架通常由镜框、鼻梁、鼻托、桩头和镜腿等主要部分构成，如图 5-7 所示。

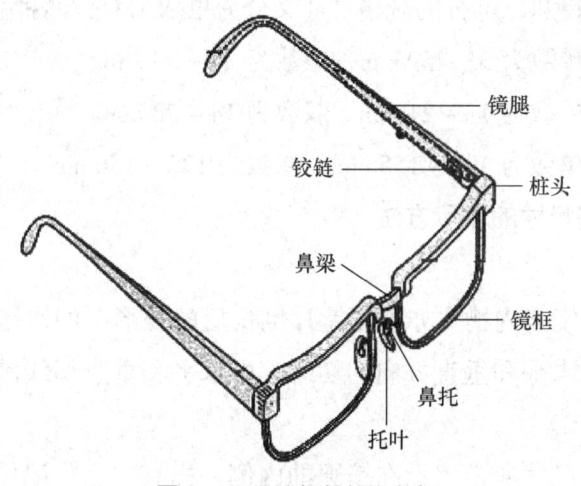

图 5-7　眼镜架各部位名称

（1）镜框

镜框为镜片的装配位置，借沟槽或钻孔来固定镜片，它决定了镜片的切割和眼镜的外形。

（2）鼻梁

鼻梁连接左右镜框或直接与镜片固定连接。鼻梁有直接置于鼻子上的，也有通过托叶支撑于鼻子上的。

（3）鼻托

鼻托包括托叶梗、托叶箱和托叶。托叶与鼻子直接接触，起着支撑和稳定镜架的作用。某些浇模成型的塑料架可以没有托叶梗和托叶箱，托叶和镜框直接相连。

（4）桩头

桩头位于镜框和镜腿的连接处，一般为弯形。

（5）镜腿

镜腿架在耳朵上，可以活动，与桩头相连，起到固定镜框的作用。

（6）铰链

铰链是连接桩头和镜腿的关节。

（7）锁紧管

旋紧螺钉，把镜框开口两侧的锁紧管紧固，从而固定镜片。锁紧管是金属全框眼镜架特有的结构。

眼镜架除了上述部件外，还有腿套、托叶螺钉、铰链螺钉、包角等。

2. 眼镜架的规格尺寸

镜框、鼻梁和镜腿三部分的规格尺寸又分为单数和双数两种。

（1）镜框尺寸单数为 33～59 mm，双数为 34～60 mm。

（2）鼻梁尺寸单数为 13～21 mm，双数为 14～22 mm。

（3）镜腿尺寸单数为 125～155 mm，双数为 126～156 mm。

3. 眼镜架规格尺寸的表示方法

（1）方框法

方框法是指在镜架内槽（亦可用镜片倒角后的外形）的水平方向和垂直方向的最外缘处分别作水平和垂直方向的切线，由水平和垂直切线围成方框，称为方框法。

眼镜架的规格尺寸通常表示在镜腿的内侧。标有"□"记号时表示采用方框法。如 56 □ 14–140 表示采用方框法，镜框尺寸为 56 mm，鼻梁尺寸为 14 mm，镜腿长度为 140 mm。我国大部分镜架采用方框法来表示。

 **相关链接**

眼镜架规格尺寸相关名词

1. 水平中心线

水平中心线是指镜片外切两水平线之间的等分线。

2. 垂直中心线

垂直中心线是指镜片外切两垂直线之间的等分线。

3. 镜框尺寸

镜框尺寸是指眼镜片左右外切水平方向的距离。

4. 镜框高度

镜框高度是指眼镜片上下外切垂直方向的距离。

5. 鼻梁尺寸

鼻梁尺寸是指左右两眼镜片边缘之间水平最短的距离。

6. 镜腿长度

镜腿长度是指镜腿铰链孔中心至伸展镜腿末端的距离。

7. 镜框几何中心点

镜框几何中心点是镜框水平中心线与垂直中心线的交点。

8. 镜架几何中心间距

镜架几何中心间距是指两镜框几何中心点间的距离。

（2）基准线法

基准线法是在眼镜架的结构中，人为地作出一条基准线，以此为参照，用来定义和度量镜架各部分尺寸的方法。具体作法为：分别通过左右两镜框内缘最高点与最低点作两条相互平行的切线，再作其平分线，这条平分线即为基准线。所有垂直方向的测量都起自基准线。

进口镜架或一些高档镜架多采用基准线法来表示，也标记在镜腿的内侧。通常，眼镜架的一个镜腿上标明眼镜架的各项尺寸、型号和颜色，而另一个镜腿上则注明产地、生产商名和镜架材料。标有"-"记号时表示采用基准线法，如56-16-135 表示镜框尺寸为 56 mm，鼻梁尺寸为 16 mm，镜腿长度为 135 mm。

根据上述各种度量的定义，镜架用基准线法和方框法得出的测量结果有所不同。方框法测出的镜框往往更大，测出的鼻梁则稍短，除非镜架形状完全对称。

思考题

1. 眼镜片的光学属性有哪些？
2. 常见玻璃和树脂镜片材料的特性有哪些？
3. 镜片表面加膜处理的方法有几种？
4. 光致变色镜片的种类有哪些？
5. 眼镜架规格尺寸有哪两种表示方法？

参考文献

1. 徐广第. 眼科屈光学［M］. 4版. 北京：军事医学科学出版社，2005.
2. 宋慧琴. 眼应用光学基础［M］. 北京：高等教育出版社，2005.
3. 吴燮灿. 实用眼镜光学［M］. 北京：北京科学技术出版社，2007.
4. 高雅萍. 眼镜材料技术［M］. 北京：高等教育出版社，2015.
5. 梅满海. 实用眼镜学［M］. 天津：天津科学技术出版社，2000.
6. 李凤鸣. 中华眼科学［M］. 3版. 北京：人民卫生出版社，2014.
7. 瞿佳. 眼镜学［M］. 3版. 北京：人民卫生出版社，2017.
8. 瞿佳. 眼视光学理论和方法［M］. 3版. 北京：人民卫生出版社，2018.
9. 贾松. 眼科学基础［M］. 2版. 北京：人民卫生出版社，2019.
10. 高雅萍，胡亮. 眼屈光检查［M］. 2版. 北京：人民卫生出版社，2019.
11. 朱世忠，余红. 眼镜光学技术［M］. 2版. 北京：人民卫生出版社，2019.
12. 张荃，刘科佑. 眼镜营销实务［M］. 2版. 北京：人民卫生出版社，2019.
13. 闫伟，蒋金康. 眼镜定配技术［M］. 2版. 北京：人民卫生出版社，2019.